Dieta Del Fegato Grasso In italiano/ Diet Of The Fatty Liver In Italian:

Guida su Come Porre Fine alla Malattia del Fegato Grasso

Indice

o danni che possono accadere loro dopo aver intrapreso le informazioni qui descritte.

Inoltre, le informazioni nelle pagine seguenti sono intese solo a scopo informativo e dovrebbero quindi essere considerate universali. Come si addice alla sua natura, è presentato senza garanzia per quanto riguarda la sua validità prolungata o la qualità provvisoria. I marchi citati sono fatti senza il consenso scritto e in nessun modo essere considerati un'approvazione da parte del Titolare del marchio.

Introduzione

Assumere un ruolo attivo nella vostra salute è importante. Se siete preoccupati per il vostro fegato, potreste aver sentito parlare di fare una disintossicazione del fegato, una pulizia o uno sciacquone. Il vostro fegato, il secondo organo più grande del vostro corpo, elabora la medicina esterna e le sostanze nutritive interne oltre ad assicurarsi che il vostro corpo rimuova le tossine potenzialmente dannose. Molte persone decidono di fare una disintossicazione del fegato dopo il consumo prolungato di alimenti trasformati alcolici al fine di aiutare il loro corpo a rimuovere queste tossine. Altre persone si rivolgono a una disintossicazione del fegato per aiutare la loro vita quotidiana. Inoltre, altri considerano una disintossicazione del fegato quando hanno sviluppato una malattia del fegato e sono alla ricerca di ulteriori opzioni di trattamento.

Come per altre disintossicazioni, ci sono varianti disponibili e alcune cose che dovete sapere prima di iniziare. Per esempio, ci sono diversi cibi e bevande che fanno bene alla salute del fegato, e altri cibi e bevande che possono essere dannosi. Alcune disintossicazioni sono migliori per un solo giorno, mentre altre possono durare fino a una settimana o più. Alcuni sono in realtà molto malsani per il vostro corpo, mentre altri sostengono le vostre esigenze nutrizionali. Questi sono solo alcuni dei motivi per cui è necessario prestare attenzione a ciò che si sceglie di fare per disintossicare il fegato e anche sostenere la vostra salute generale.

Disintossicare il fegato vi aiuta in una varietà di modi. Innanzitutto, molto probabilmente inizierete a sentirvi meglio all'inizio del processo. Vi sentirete più leggeri, più sani, ed energici. In secondo luogo, aiuterete il vostro corpo a cominciare ad adattarsi ad una dieta sana invece di esistere su cibi e bevande malsane. Infine, si inizierà a rimuovere le tossine in eccesso e il grasso accumulato dal corpo.

La ragione per cui si verificano questi benefici sorprendenti è che una disintossicazione del fegato, soprattutto quelli focalizzati sulla vostra salute e la funzione del fegato sopra, rimuove gli alimenti trasformati e alcool dalla vostra dieta per un periodo di tempo. Gli alimenti e le bevande di queste categorie sono alimenti ad alto contenuto calorico, ad alto contenuto di zucchero e ad alto contenuto di grassi che non forniscono un livello proporzionale di sostanze nutritive. Altri benefici includono l'attenzione agli alimenti integrali, il che significa che molti alimenti a cui le persone sono sensibili vengono eliminati. Per esempio, la maggior parte delle disintossicazioni richiede di smettere di mangiare cibi ricchi di glutine e latticini.

Il vostro fegato è di fondamentale importanza per la funzione del vostro corpo, e fare una disintossicazione del fegato è un ottimo modo naturale per sostenere la funzione epatica sana e guarire i danni al fegato. Non sempre è possibile riparare i danni esistenti, ma le disintossicazioni possono prevenire danni futuri e nel frattempo sostenere la salute generale.

I medici dicono che le disintossicazioni del fegato non sono importanti per la salute o per il funzionamento del fegato. Non ci sono prove che aiutino a sbarazzarsi delle tossine dopo aver mangiato troppo cibo o alcol. Non ci sono prove che riparino i danni al fegato che sono già accaduti.

Alcune Cose da Sapere sulla Sicurezza delle Disintossicazioni Epatiche

Se avete già una malattia del fegato, dovreste lavorare a stretto contatto con il vostro team medico per curare il vostro fegato. Parlate con loro di una pulizia del fegato e assicuratevi di rimanere sotto la loro supervisione mentre completate la disintossicazione. Assicuratevi di scegliere una disintossicazione che è buona per voi con un focus sulla nutrizione e la salute invece di perdita di peso o additivi chimici. Altre considerazioni includono:

- Attenzione ai prodotti per la disintossicazione del fegato disponibili per la vendita in un negozio. Questi possono contenere ingredienti dannosi e possono anche dare false indicazioni circa la sicurezza e l'efficacia del prodotto.

- Un succo non pastorizzato ha il potenziale di farti ammalare. Il rischio aumenta per le persone che hanno un sistema immunitario debole e anche per gli anziani.

- Altre malattie possono essere aggravate da una disintossicazione del fegato. Ad esempio, una pulizia 24 ore su 24 del succo di disintossicazione del fegato può irritare e peggiorare una malattia renale preesistente. Il digiuno prima o durante la disintossicazione può peggiorare l'epatite B. Se avete altre malattie e state pensando di fare una disintossicazione del fegato, assicuratevi di parlare con il vostro medico curante di eventuali potenziali conflitti con la disintossicazione.

- Il diabete è un'altra malattia che richiede intervento medico e supervisione. Anche in questo caso, assicuratevi di lavorare con il vostro team medico per assicurarvi che la vostra disintossicazione non interferisca con altre condizioni mediche, come il diabete.

- Possono verificarsi effetti collaterali tra cui disidratazione, mal di testa, testa leggera o debolezza, specialmente se si sceglie di digiunare come parte del processo.

Mantenete il Vostro Fegato Sano

La salute del vostro fegato è determinata dalla vostra genetica e dalla salute generale. L'ambiente, lo stile di vita e la dieta influiscono anche sulla salute del fegato. Ci sono cose che potete fare prima, durante e dopo la disintossicazione per aiutare a sostenere la vostra salute generale e la vostra salute del fegato. Alcune delle seguenti linee guida sono utili, soprattutto se si è predisposti alla malattia del fegato. Per esempio, una storia di malattia del fegato in famiglia o un eccessivo consumo di alcol può rendere più probabile che si sviluppi la malattia del fegato grasso. Le linee guida sono le seguenti:

1. Ridurre il consumo di alcol.
2. Ogni giorno, concentrarvi sul mangiare una dieta ben bilanciata. Questo include proteine, cereali integrali, semi, noci, verdure fresche e frutta.
3. Ottenere e mantenere un peso sano per la vostra età, sesso e altezza.
4. Cercate di ottenere livelli di esercizio da moderato ad elevato ogni giorno. Se siete stati inattivi o solo minimamente attivi, assicuratevi di lavorare con il vostro medico prima di adottare qualsiasi nuovo cambiamento di stile di vita.

5. L'epatite è molto pericolosa per la salute generale, ma soprattutto dannosa per il fegato. Ridurre al minimo la probabilità di contrarre l'epatite:

   a. Evitate il sesso non protetto con persone che non conoscete bene.
   b. Sostenere saloni di tatuaggio rispettabile e sterile per qualsiasi tatuaggio vi fate.
   c. Utilizzate i vostri oggetti personali per la casa, gli spazzolini da denti e i rasoi.
   d. Non usare droghe illegali. Se si decide di utilizzarle, non condividere cannucce o aghi con gli altri.

Le Ragioni Principali per Completare una Disintossicazione del Fegato per Prevenire e Curare la Malattia del Fegato Grasso

1. **Dimagrire**.

La bile è ciò che rimuove il grasso e le tossine dal corpo e il fegato produce la bile. Questo significa che, per perdere peso, è necessario produrre abbastanza bile da farla uscire dal proprio corpo. Se avete avuto difficoltà a perdere peso, questa potrebbe essere la ragione.

2. **Rimuovere i calcoli del fegato.**

Il fegato non si limita ad accumulare grasso, ma può anche accumulare colesterolo. Questo crea calcoli al fegato e può essere incredibilmente doloroso e dannoso per la salute.

3. **Disintossicazione generale del corpo e sostegno alla salute.**

Quando si fa una disintossicazione, si rimuovono le tossine dal corpo. Qualsiasi eccesso di tossine può danneggiare il vostro corpo in più punti. Questo è il motivo per cui una disintossicazione del fegato promuove la vostra salute in tutte le aree.

4. **Migliora i livelli di energia.**

5. **Il fegato sposta le tossine e le sostanze nutritive attraverso il corpo.**

Quando non funziona correttamente a causa dell'accumulo di grasso, i nutrienti potrebbero non entrare nel flusso sanguigno di cui avete bisogno. Questo può farvi sentire pigri e affaticati. Quando il fegato tornerà a funzionare, è probabile che l'aumento delle sostanze nutritive che raggiungerà il vostro corpo aumenterà anche i vostri livelli di energia.

6. **Vi fa apparire e vi fa sentire più giovani.**

Il fegato influisce sulla salute e sull'aspetto della pelle. Quando il fegato è sano, la pelle appare e si sente più sana. Questo miglioramento esterno vi aiuta a sembrare più giovani.

Capitolo 1: Cos'è La Malattia Del Fegato Grasso?

In parole povere, la malattia del fegato grasso è una condizione del fegato causata da un accumulo di grasso nell'organo. Il corpo umano ha solo un altro organo più grande del fegato, la pelle e nessun organo interno più grande del fegato. Le molte funzioni del fegato includono lo smaltimento delle tossine nocive, l'elaborazione del grasso dal flusso sanguigno e l'aiuto nella funzione di coagulazione del sangue.

Quando il fegato smette di funzionare correttamente, il grasso inizia a accumularsi. Alcuni dei motivi per cui il fegato smette di funzionare correttamente includono alcol, epatite C, reazioni a vari farmaci e rari problemi metabolici. Le condizioni durante la gravidanza possono anche causare l'accumulo di grasso nel fegato per le donne. Esiste una categoria speciale designata per altre situazioni che portano all'accumulo di grasso nel fegato; NAFLD o malattia epatica non alcolica. Il grasso è solitamente costruito nel fegato a causa di obesità, diabete o pre-diabete. A causa dell'aumento delle sindromi metaboliche e dell'obesità in America, molti medici credono che questi siano il motivo per cui anche la malattia del fegato grasso è in aumento.

Malattia del Fegato Grasso o ALD Correlata all'Alcool

ALD, o malattia del fegato grasso legata all'alcol, è causata dal forte consumo di alcol nel tempo. I sintomi di ALD includono il dolore al fegato e alla pancia o un fegato ingrossato. I sintomi e gli effetti della malattia del fegato grasso legata all'alcol di solito migliorano nel tempo se la persona smette di bere alcolici. Se quella persona continua a bere, l'ALD può portare all'epatite alcolica o alla cirrosi alcolica. La cirrosi epatica alcolica può portare all'insufficienza epatica, che può portare alla morte. L'ALD può comprendere la cirrosi alcolica, l'epatite alcolica acuta e la steatosi epatica semplice. Avere tutte queste malattie in una volta è fattibile.

Quando qualcuno si astiene dall'alcol, il fegato di solito torna regolare. Nonostante l'eccellente prognosi per la steatosi da alcool a breve termine, quando i pazienti sono stati seguiti dopo il trattamento, si è scoperto che quelli con cambiamenti nella loro vita a causa dell'abuso di alcool in passato avevano più probabilità di sviluppare la cirrosi rispetto ad altri con normale funzionalità epatica. I medici usano l'abuso continuato di alcol, il genere e la steatosi estrema per prevedere i fattori di rischio del paziente per sviluppare cirrosi e fibrosi. Le femmine hanno un rischio più elevato rispetto ai maschi.

Quando il fegato è stato gravemente danneggiato per un lungo periodo di tempo, la maggior parte dei professionisti medici considerato l'esito della cirrosi alcolica è irreversibile. Sono ora in corso studi che indicano che alcuni risultati, come la cirrosi e la fibrosi, possono essere invertiti a seconda della causa e del paziente. Ad esempio, i pazienti studiati con cirrosi alcolica scompensata che hanno ottenuto un trapianto di fegato hanno avuto risultati simili ad altri pazienti sottoposti a trapianto di fegato. Il loro tasso di sopravvivenza a cinque anni era di circa il 70%.

I sintomi manifesti di epatite alcolica variano a causa della vasta gamma di gravità della malattia. Vomito, nausea, distensione addominale e dolore, perdita di peso e anoressia sono sintomi lievi e non specifici. Encefalopatia, febbre, angioma ragno, ascite, ittero, insufficienza epatica ed Epatologia sono sintomi più specifici e gravi. Encefalopatia, febbre, angioma ragno, ascite, ittero ed epatomegalia sono sintomi fisici evidenti.

L'epatite alcolica o la malattia del fegato grasso non sempre precedono la cirrosi alcolica stabilita. Può iniziare lo scompenso senza la presenza di entrambi. Inoltre, l'epatite alcolica acuta può essere diagnosticata con cirrosi alcolica. Altre cause di cirrosi non possono essere differenziate dai segni e dai sintomi della cirrosi alcolica. Alcuni dei sintomi e segni dei pazienti includono:

- Complicanze dell'ipertensione portale; ad esempio, encefalopatia epatica, ascite e sanguinamento variceale.
- Risultati di laboratorio insoliti; ad esempio, coagulopatia, ipoalbuminemia e trombocitopenia.
- Prurito
- Ittero

Un paziente che viene valutato per risultati insoliti del test di funzionalità epatica, come livelli elevati di aminotransferasi, è il metodo diagnostico più comune per la malattia del fegato grasso. Non esiste un test specifico disponibile per la malattia del fegato grasso. Il più delle volte viene diagnosticata quando i livelli di aminotransferasi di un paziente sono più del doppio dei limiti normali e dei risultati di un'ecografia. In genere, i risultati di un'ecografia rivelano un fegato con iperechoic e può o non può avere epatomegalia.

Le risonanze magnetiche o la risonanza magnetica e le scansioni TAC o le scansioni con tecnologia computerizzata sono utilizzate per diagnosticare la cirrosi. Quando si esaminano i risultati della risonanza magnetica, le caratteristiche uniche possono potenzialmente essere presenti con la malattia epatica correlata all'alcol. Ad esempio, è evidente se il fegato di un paziente ha un lobo caudato più grande, la tacca epatica sul lato destro è più evidente o i noduli rigenerativi sono più grandi. In genere non è necessario condurre una biopsia epatica per diagnosticare la malattia del fegato grasso; tuttavia, può essere richiesto di determinare la fibrosi o la steatoepatite non è presente.

La necrosi e l'infiammazione del fegato sono i sintomi più comuni e riconoscibili dell'epatite alcolica. Queste caratteristiche sono le più evidenti nella regione centrilobulare dell'acino epatico. L'ipertensione portale reversibile e la compressione sinusoide si verificano quando gli epatociti diventano tipicamente dilatati. Le cellule infiammatorie permeano le cellule mononucleate e le cellule polimorfonucleate. Queste cellule infiammatorie sono tipicamente situate vicino agli epatociti necrotici e nelle sinusoidi. I corpi di Mallory e l'infiltrazione grassa sono spesso presenti anche nei pazienti con epatite alcolica. I corpi di Mallory sono aggregazioni del perinucleare intracellulare, che è la colorazione di ematossilina-eosina da filamenti intermedi eosinofili. Questi risultati sono ulteriori indicatori di epatite alcolica, ma non sono necessari per diagnosticare la malattia né sono particolari alla malattia.

Per i pazienti che abusano di alcol in modo significativo, i professionisti medici cercano i segni tradizionali associati allo stadio finale della malattia epatica per diagnosticare la cirrosi alcolica. È probabile che questi pazienti non condividano accuratamente il loro consumo di alcol, rendendo così importanti le conversazioni con amici e familiari per stimare la quantità di alcol tipicamente consumata dal paziente.

Le complicanze dell'ipertensione portale, come l'encefalopatia epatica, il sanguinamento varicoso e l'ascite, possono essere presenti in pazienti con cirrosi alcolica. Non ci sono risultati chiari in patologia che distinguono la malattia epatica avanzata è stata causata da alcol o da diverse altre cause. Ciò è particolarmente vero quando il paziente è nella fase finale della cirrosi alcolica ma non ha epatite alcolica acuta.

La combinazione di acume clinico, valori di laboratorio e risultati fisici sono un metodo accurato per diagnosticare clinicamente la malattia epatica alcolica. Una biopsia del fegato non è sempre necessaria, ma può essere accettabile in alcuni casi. In genere, quando è incerto se questa è la diagnosi corretta, un medico richiederà una biopsia. È probabile che oltre il 30% dei pazienti sia erroneamente sospettato clinicamente di epatite alcolica. L'esecuzione di una biopsia può confermare la diagnosi. Inoltre, una biopsia può aiutare a prendere decisioni sulla terapia epatica, offrire una prognosi, determinare la quantità di danno presente e anche escludere ulteriori cause di malattia epatica impreviste.

Steatosi Epatica Non Alcolica o NAFLD

La malattia del fegato grasso non alcolica ha alcune forme diverse e serve come un termine a base ampia per una serie di condizioni del fegato. La semplice malattia del fegato grasso indica che il fegato ha alti livelli di grasso immagazzinato, ma non può venire con alcun danno a questo fegato o infiammazione. Il fegato grasso semplice di solito non peggiorerà e non causa problemi di salute importanti relativi al fegato ed è il tipo più comune nelle persone con NAFLD.

La steatoepatite non alcolica, o comunemente chiamata NASH, è un tipo aggiuntivo. NASH significa che il fegato avrà infiammazione e possibili danni alle cellule del fegato. Sia l'infiammazione che il danno cellulare possono portare a gravi problemi di salute come cancro al fegato, cirrosi e cicatrici del fegato e insufficienza epatica. NASH è un tipo molto meno comune di NAFLD, ma l'uso pesante di alcol provoca danni che sono paragonabili al danno di NASH.

La presenza comune di steatosi epatica non alcolica è comune nelle nazioni occidentali, ma è diffusa in tutto il mondo. Infatti, la malattia del fegato grasso non alcolica è la più comune malattia epatica cronica negli Stati Uniti oggi. Colpisce principalmente persone tra i 40 e i 50 anni che hanno il diabete di tipo due o possono essere a maggior rischio di malattie cardiache. La sindrome metabolica, compreso il grasso della pancia aumentato, l'ipertensione ed i trigliceridi e la capacità del corpo di usare l'insulina, sono collegati strettamente alla malattia non alcolica del fegato grasso.

Una malattia del fegato grasso non alcolica può essere sintomatica all'inizio o per sempre. Quando i sintomi della malattia sono presenti, possono comprendere ingrossamento del fegato, estrema sensazione di stanchezza o disagio nella parte destra della zona addominale vicino al fegato.

I segni di steatoepatite non alcolica e cirrosi includono grandi vasi sanguigni sotto la pelle e gonfiore nella milza o nell'addome, nella pelle e negli occhi che iniziano a diventare di colore giallo, arrossamento delle palme e crescita del seno negli uomini. Con questi sintomi presenti, fissare un appuntamento con un medico è fondamentale.

Non è chiaro agli esperti perché alcuni pazienti sviluppano un accumulo di grasso nel fegato e altri non sviluppano questa malattia. Inoltre, gli esperti non sono sicuri del motivo per cui alcuni casi coinvolgono l'infiammazione, che alla fine porta alla cirrosi, e altri casi no. I seguenti collegamenti comuni tra steatoepatite non alcolica e malattia del fegato grasso non alcolica sono:

1. Pazienti obesi o sovrappeso
2. Pazienti con resistenza all'insulina. Resistenza all'insulina significa che le cellule non assorbono lo zucchero a causa di come risponde all'ormone chiamato insulina.
3. Pazienti con iperglicemia o glicemia alta. I pazienti che presentano questo sintomo hanno il diabete di tipo 2 o sono pre-diabetici.
4. Il sangue del paziente ha alti livelli di trigliceridi o livelli di grasso aumentati.

Una combinazione di questi diversi problemi che un paziente potrebbe presentare può portare all'accumulo di grasso nel fegato. Occasionalmente, alcuni pazienti sviluppano la fibrosi, o i tessuti della cicatrice del loro fegato si accumulano perché il loro fegato si infiamma e si verifica una steatoepatite non alcolica. Ciò accade quando il corpo del paziente reagisce ai livelli di grasso aumentati come tossina.

Fattori Di Rischio

Ci sono molte condizioni e malattie che possono aumentare il rischio di sviluppare la malattia del fegato grasso non alcolica. Alcuni di questi fattori di rischio includono:

- Ipotiroidismo o una tiroide non attiva
- Ipopituitarismo o una ghiandola pituitaria non attiva
- Diabete di tipo 2
- Disturbi del sonno come apnea del sonno
- Sindrome dell'ovaio policistico
- Concentrazioni di grasso addominale nei pazienti obesi

- Sindrome metabolica
- Aumento dei grassi nel sangue, in particolare trigliceridi
- Colesterolo alto

Le persone più a rischio di sviluppare steatoepatite non alcolica includono:

- Gli anziani
- Pazienti con diabete compreso tipo 1 e tipo 2
- La concentrazione di grasso addominale in un paziente di qualsiasi peso, tuttavia, è più probabile nei pazienti in sovrappeso e obesi.

Ulteriori test sono necessari per capire la differenza tra steatoepatite non alcolica e malattia del fegato grasso non alcolica. I test più spesso utilizzati includono aspartato transaminasi e elevata alanina transaminasi. Inoltre, molti esperti useranno studi di imaging per aiutarli a diagnosticare un paziente con malattia epatica non alcolica. L'ecografia e la tomografia sono due dei tipi di imaging più frequentemente utilizzati nella diagnosi delle malattie del fegato grasso non alcoliche, tuttavia, nessuna delle due procedure può distinguere la steatosi e la steatoepatite.

Gli esperti sono in polemica sull'uso di una biopsia epatica per diagnosticare la malattia del fegato grasso non alcolica. I professionisti medici che sostengono che una biopsia epatica non è necessaria citano i seguenti motivi:

1. Rischi associati a una biopsia.
2. Poche terapie convenzionali disponibili ed efficaci.
3. La malattia è generalmente benigna.

Ci sono pochi rischi associati alla conduzione di una biopsia epatica, ma ben il 30% dei pazienti riferisce dolore transitorio, quasi il 3% dei pazienti riferisce dolore severo. Meno del 3% dei pazienti sottoposti a biopsia epatica presenta complicazioni sostanziali. Nonostante le polemiche sulla conduzione di una biopsia di routine, è generalmente raccomandato che i pazienti con malattia epatica avanzata debbano ottenere una biopsia.

Inoltre, i pazienti che apportano cambiamenti significativi nello stile di vita ma hanno ancora enzimi epatici continuamente elevati devono essere considerati per una biopsia epatica. Il paziente deve essere incluso nella decisione di condurre una biopsia epatica e si raccomanda Dall'American Gastroenterological Association di basare la decisione di condurre una biopsia su ogni singolo caso e che i tempi dovrebbero essere appropriati per la cura del paziente.

Cancro Al Fegato

La cirrosi è la complicanza primaria sia della steatoepatite non alcolica che della malattia del fegato grasso non alcolica. La cirrosi è fibrosi o cicatrici in stadio avanzato, nel fegato. Lesioni al fegato, come l'infiammazione steatoepatite non alcolica, fa sì che il fegato risponda sotto forma di cirrosi. Fibrosi o tessuto cicatriziale è sviluppato dal fegato per combattere e ridurre l'infiammazione che sta vivendo. Come l'infiammazione persiste, tessuti cicatriziali continuano a costruire nel fegato. La cirrosi che rimane non trattata può svilupparsi:

- Fallimento della fase finale del fegato. Ciò significa che il fegato cessa tutte le funzioni.
- Cancro al fegato.
- L'encefalopatia epatica o la parola diventa offuscata e il paziente diventa sonnolento e confuso.

- Le varici esofagee o le vene nell'esofago si gonfiano. Ciò può provocare vene rotte e sanguinamento interno.
- Ascite o accumulo di liquido addominale.

I pazienti con diagnosi di steatoepatite non alcolica hanno una probabilità del 20% di progressione verso la cirrosi.

Negli Stati Uniti, una delle cause primarie del carcinoma epatocellulare è la NAFLD o la malattia del fegato grasso non alcolica. Tra il 2004 e il 2009, il carcinoma epatocellulare nei pazienti con malattia del fegato grasso è aumentato del 5% ogni anno. Inoltre, i pazienti con malattia del fegato grasso hanno tempi di sopravvivenza più brevi rispetto a quelli senza e quando vengono diagnosticati, il tumore è spesso più avanzato di quelli che sviluppano questo cancro senza malattia del fegato grasso. A causa delle complicanze avanzate della malattia del fegato grasso, il trapianto di fegato di carcinoma epatocellulare è meno comune.

In uno studio condotto su un arco di cinque anni, i pazienti con cancro al fegato con malattia del fegato grasso sono stati spesso diagnosticati in età avanzata, erano tipicamente caucasici e avevano tumori avanzati. Il loro tasso di sopravvivenza per il cancro del fegato correlato alla malattia del fegato grasso era anche quattro mesi in meno rispetto a quelli senza la malattia del fegato grasso. Lo studio condotto su questi pazienti è estremamente significativo a causa della notevole quantità di partecipanti.

La cirrosi è un'indicazione del cancro del fegato, ma non sempre, soprattutto se il paziente ha la malattia del fegato grasso. Questo è ciò che rende così difficile da rilevare e perché i tassi di mortalità sono poveri. Un paziente che ha la malattia del fegato grasso ed è obeso sarà in genere monitorato più frequentemente rispetto ai pazienti all'interno di un peso normale che hanno la malattia del fegato grasso, soprattutto perché la combinazione delle due malattie può essere un rischio più elevato.

Capitolo 2: Come Funziona il Fegato e i Tipi di Malattie del Fegato

Solo i vertebrati hanno un fegato. Non importa il vertebrato che ha un fegato, il suo ruolo è simile. I metaboliti specifici sono disintossicati dal corpo, le proteine sono sintetizzate e la digestione è aiutata dalla produzione di sostanze biochimiche. Nell'uomo, è anche responsabile della regolazione dello stoccaggio del glicogeno, della decomposizione dei globuli rossi e della produzione di vari ormoni.

Situato sopra l'intestino, rene destro, e lo stomaco e sotto il diaframma è il fegato. Occupa la sezione destra della cavità dell'addome. Ci sono diverse funzioni che questo organo rosso-marrone profondo svolge. Il sangue entra nel fegato da due vie primarie: la vena porta epatica fornisce sangue ricco di sostanze nutritive e l'arteria epatica fornisce sangue pieno di ossigeno.

I doppi lobi del fegato hanno ciascuno le loro otto sezioni. All'interno di ogni sezione, ci sono circa mille lobuli. Il dotto epatico comune è costituito da grandi dotti che si scheggiano in dotti più piccoli con lobuli collegati alle estremità. La funzione del dotto epatico comune è quella di spostare la bile della cellula epatica nella porzione iniziale dell'intestino tenue chiamata duodeno e cistifellea. Gli epatociti sono principalmente contenuti nel tessuto epatico. Questi regolano un gran numero di reazioni biochimiche ad alto volume. Queste reazioni includono molecole complesse e piccole sintetizzate e scomposte. Molte di queste reazioni sono fondamentali per le funzioni vitali del corpo.

Il fegato espelle la bile che produce, ma il fegato controlla anche il sangue e regola il contenuto chimico secondo necessità. La bile è fondamentale per abbattere il grasso in modo che il corpo sia in grado di assorbire e digerire i nutrienti necessari. Il fegato controlla tutto il sangue che passa dall'intestino e dallo stomaco. Quando il sangue entra nel fegato, il fegato determina qualsiasi squilibrio e lo regola secondo necessità e passa i nutrienti necessari per una sana funzione corporea.

Molti farmaci sono progettati per essere scomposti e dispersi attraverso il fegato. Il fegato è efficace nel fornire il farmaco nel sangue nel modo più semplice per il corpo di elaborarlo. Il fegato fornisce alcune delle funzioni più vitali per il corpo. Il seguente elenco contiene un breve elenco delle funzioni più riconoscibili del fegato:

1. Tiene e disperde il glucosio quando il corpo ne ha bisogno.
2. Trasporta il grasso al corpo producendo proteine e colesterolo unici.
3. Sviluppa proteine specifiche necessarie per il plasma nel sangue.
4. Aiuta il processo digestivo che inizia nell'intestino tenue rompendo i grassi e rimuovendo i rifiuti dovuti alla produzione di bile.
5. Tiene su di ferro per aiutare nella lavorazione di emoglobina.
6. L'urea ammoniaca, che è dannosa per il vostro corpo, viene convertita in rifiuti. L'urina rimuove il prodotto finale del metabolismo delle proteine, l'urea.
7. Purifica il sangue dalle tossine dannose come le droghe.
8. Assicura che qualsiasi coagulazione del sangue sia regolata.
9. Elimina i batteri del flusso sanguigno e sviluppa fattori immunitari per aiutare il corpo a resistere a varie infezioni.

10. Aiuta il corpo a rimuovere i depositi di bilirubina. Se il corpo trattiene troppa bilirubina, gli occhi e la pelle assumono una tonalità giallastra.

Il flusso sanguigno o bile traghetti tossine nocive dal vostro corpo dopo che il fegato li ha rotto. Le feci lasciano il corpo dall'intestino, che viene riempito con i sottoprodotti della bile prodotta dal fegato. Se un sottoprodotto della bile viene filtrato prima attraverso i reni, lascia il corpo sotto forma di urina.

Il fegato è una ghiandola che aiuta nelle digestioni perché se crea questa bile. La bile creata è ciò che il corpo usa per abbattere il grasso ed è un composto alcalino. Quando il grasso viene scomposto, i lipidi rimangono. La bile emulsiona i lipidi, che è come aiuta la digestione. Per molti anni la funzione dell'organo direttamente sotto il fegato, la cistifellea, aveva una funzione necessaria sconosciuta. Tuttavia, la ricerca continua mostra che la cistifellea aiuta il fegato immagazzinando la bile. Nessuno è certo fino ad oggi quante funzioni il fegato intraprende in una vita umana, ma alcuni testi stimano che abbia circa 500 ruoli diversi.

Se il fegato cessa di funzionare correttamente, ci sono alcune opzioni per il trattamento. A lungo termine, non si sa come sia meglio compensare la perdita di funzionalità nel fegato. La dialisi epatica a breve termine sembra essere utile, ma non è una soluzione a lungo termine. Non ci sono fegati artificiali che siano stati sviluppati per sostituire o sostenere un fegato che si è guastato o che ha fallito. L'unica soluzione a lungo termine fattibile in questo momento per un fegato fallito è un trapianto di fegato.

Quali Sono i Diversi Tipi di Malattie del Fegato?

La causa del problema specifico è ciò che viene utilizzato per classificare i vari tipi di malattie del fegato. L'epatite, o infiammazione del fegato, porta alla maggior parte delle varie malattie del fegato. L'epatite varia da pericolosa per la vita e cronica a non grave e acuta. Altre volte il problema è una parte associata che influisce sulla funzione del fegato, ad esempio il dotto biliare. Ciò significa che la malattia o il problema non si trova nel fegato stesso, ma può causare il fegato a smettere di funzionare correttamente.

Infezioni Virali

Le infezioni virali sono uno degli sviluppi più tipici della malattia del fegato. Queste infezioni infiammano il fegato ed è principalmente dovuto all'epatite. Le infezioni virali sono classificate come A, B, C, D O E in base ai vari ceppi. L'epatite B è un'infezione virale trasmessa dal sangue o dal contatto sessuale. L'epatite A è trasmessa dal cibo.

Infezioni Parassitarie Del Fegato

Nel tempo il fegato può anche essere danneggiato da parassiti che infettano il fegato. Le infezioni epatiche parassitarie più comuni sono le infezioni epatiche parassitarie più comuni, come i fumi epatici o le emorragie, i diversi tipi di vermi piatti o i trematodi. Lumache, bovini e pecore sono i vettori più comuni per questi vermi. Gli esseri umani contraggono questi vermi quando ingeriscono cibo o acqua che contiene uova o vermi immaturi.

Malattia Epatica Alcolica

Bere alcolici per lunghi periodi di tempo è un'altra causa di malattia del fegato. L'eccessivo consumo di alcol porta a danni e infiammazione del fegato. Un paziente con questa malattia in genere ha abusato di alcol per un lungo periodo di tempo e porta a insufficienza epatica. A volte questa malattia può essere catturata nelle sue fasi iniziali e può essere rallentata quando il consumo di alcol viene interrotto. L'epatite da alcol è epatite tossica.

L'alcol non è l'unica causa di epatite tossica. Molte altre sostanze chimiche possono danneggiare e infiammare il fegato. Alcuni di questi prodotti chimici includono farmaci da banco e da prescrizione, integratori a base di erbe e nutrizionali e prodotti chimici industriali come erbicidi e prodotti per la pulizia.

Ripercussioni Autoimmuni

Quando il vostro ragazzo inizia ad attaccare se stesso, è noto come epatite autoimmune o malattia epatica autoimmune. A volte non si sa perché il sistema immunitario attacca il fegato e il corpo, mentre altre volte può essere fatta risalire a una fonte. Ad esempio, ci sono alcuni geni che possono causare questo verificarsi. Dopo un attacco prolungato da parte del sistema immunitario, il fegato diventa finalmente infiammato e danneggiato. La colangite sclerosante primaria e la cirrosi biliare primaria sono esempi di malattie autoimmuni che possono causare questa forma di malattia del fegato.

Malattie Genetiche

I geni e le malattie genetiche sono spesso ereditati e portano a varie forme di malattia del fegato. Le famiglie spesso sperimentano problemi generazionali con la loro funzionalità epatica. Alcune di queste malattie genetiche del fegato includono la malattia di Wilson, l'iperossaluria e l'emocromatosi. Diverse sostanze si accumulano nel fegato quando un paziente soffre di uno di questi tipi di malattie. Rame costruisce nel fegato in pazienti con malattia di Wilson, per esempio.

Crescite, Tumori e Cancro

Il fegato può anche avere una varietà di escrescenze e tumori, nonché il cancro. Le crescite possono essere sia non cancerose che benigne o possono essere cancerose o maligne. Gli epatociti, le cellule del fegato, causano un cancro al fegato chiamato cancro epatocellulare. Un tumore benigno è a volte un adenoma epatico. Un altro tumore benigno è un ascesso epatico. Un ascesso epatico provoca la formazione di pus nel tessuto del fegato. Il cancro nel dotto biliare può impedire al fegato di funzionare correttamente, ma può anche diffondersi al fegato.

Cirrosi

Quando il fegato diventa cicatrizzato e il tessuto viene distrutto, si chiama cirrosi. Questa è la fase finale della malattia del fegato. Lunghi periodi di malattia epatica o epatite alcolica sono due dei motivi più comuni per la cirrosi. Quando ciò si verifica, non può essere invertito. La cirrosi porterà alla morte alla fine.

Patologie Epatiche Pediatriche

Nei neonati e nei bambini, il fegato può presentare sintomi, ma in genere solo se è gravemente danneggiato. Questo perché il fegato può rigenerarsi e la sua capacità di riserva è grande, specialmente nei bambini. Alcune delle malattie del fegato che sono comuni nei bambini includono tumori benigni, emangioma epatico, istiocitosi a cellule di Langerhans, sindrome di alagille, colestasi intraepatica familiare progressiva, atresia biliare e deficit di alfa-1 antitripsina. I tumori benigni sono considerati congeniti e sono la forma predominante di tumori epatici nei bambini.

Una malattia del fegato policistico è un altro disturbo che inizia alla gestazione e si sviluppa per tutta la vita del paziente. È una malattia genetica, nel senso che corre nella linea familiare. Questo disturbo fa sì che diverse cisti appaiano nel tessuto del fegato. Queste cisti appaiono in genere più tardi nella vita. Sono anche tipicamente asintomatici. Tutte queste malattie, comprese quelle sopra elencate, possono portare al disordine del processo del fegato.

Segnali di Problemi al Fegato

Il grado e i sintomi sperimentati con la malattia del fegato variano da persona a persona e da malattia a malattia. Nonostante questo, l'azione risultante sul fegato produce segni comuni anche se non ci sono altri sintomi. Ciò è particolarmente vero quando la malattia è in una fase precoce.

Ittero o Occhi e Pelle Ingialliti

Uno dei segnali più comuni che c'è qualcosa di sbagliato nel fegato è la decolorazione degli occhi e della pelle. Un paziente affetto da una malattia del fegato avrà spesso una tinta gialla nel bianco dei loro occhi e in tutta la loro pelle. Il colore della pelle ingiallimento e scolorimento degli occhi sono chiamati ittero. Quando il sangue si rompe, i globuli rossi creano bilirubina che il corpo ha bisogno di espellere. Questo di solito viene rimosso attraverso la bile. Quando il fegato non funziona correttamente, non espellere questo causando la decolorazione perché la bilirubina inizia a costruire in tutto il corpo. Oltre al colore giallo, la pelle può diventare pruriginosa.

Urine Scure E / O Feci Pallide

Inoltre l'ingiallimento della pelle e degli occhi, delle feci e delle urine può scolorirsi. La bile lascia il corpo di solito attraverso le feci e alcune attraverso l'urina, che è il modo in cui la bilirubina viene normalmente escreta. La bilirubina e la bile sono il motivo per cui le feci sono di colore marrone. Quando il fegato non funziona e la bilirubina sta costruendo nel corpo, non viene escreto attraverso le feci o l'urina. Quando ciò accade, il colore delle feci diventa più pallido. I reni iniziano a compensare la bilirubina in eccesso e cercano di sciacquarlo di più attraverso l'urina. Questo rende il colore dell'urina più scuro.

Dolore al Fegato

L'intensità e la natura del dolore nel fegato possono variare e non si verifica in ogni malattia del fegato. Il dolore nel fegato si trova sotto la gabbia toracica destra, nella parte superiore destra dell'addome. I fegati della maggior parte delle persone siedono in questa posizione nel loro corpo. Una piccola parte del fegato si estende oltre la metà del corpo nella parte superiore sinistra dell'addome, quindi è possibile anche sentire dolore qui, ma è raro.

Ematoma Semplice

Un altro segnale che c'è qualcosa di sbagliato con il fegato è in grado di lividi facilmente. Questo sintomo può essere correlato a una varietà di problemi, quindi non è isolato direttamente con la malattia del fegato; tuttavia, può indicare che qualcosa non va nel fegato. Ciò è particolarmente probabile se si verificano lividi facili insieme a uno qualsiasi degli altri sintomi sopra elencati. La coagulazione del sangue è controllata in parte dal fegato quando funziona correttamente. Quando non lo è, il fegato potrebbe potenzialmente non essere in grado di creare abbastanza proteine per coagulare il sangue e prevenire lividi. Questo è il motivo per cui i lividi possono verificarsi facilmente, anche se la lesione è stata l'unica minore.

Segnali Aggiuntivi a Cui Prestare Attenzione:

- Estrema stanchezza o affaticamento.
- Gonfiore dell'addome con liquido in eccesso o ascite.
- Gonfiore aggiuntivo con liquido in eccesso non nell'addome.
- Nessun o poco appetito.
- Episodi di vomito o nausea.

Diagnosi Della Malattia Epatica

I test sono in genere eseguiti su un paziente quando si sospetta una malattia del fegato. Questi test in genere includono esami del sangue. Questi test cercano marcatori specifici. Ad esempio, l'infiammazione o la lesione compaiono nella risposta del fegato mediante la produzione di reagenti in fase acuta.

Capitolo 3: Cos'è una Disintossicazione del Fegato?

Prima di intraprendere una disintossicazione del fegato, è importante che siete a conoscenza della varietà di forme che una disintossicazione può prendere e anche le precauzioni associate. Vampate di fegato pulire o detoxes, Termini tipicamente usati in modo intercambiabile, sono un metodo di sostenere il fegato rimuovere le tossine. Alcuni programmi sostengono anche che può eliminare i calcoli biliari!

Prima di iniziare qualsiasi programma di disintossicazione del fegato, assicuratevi di rivedere quali sintomi potrebbero verificarsi, quali segni è necessario essere consapevoli di che potrebbe indicare una reazione avversa, e ciò che potrebbe portare a situazioni potenzialmente dannose.

Ci sono molte disintossicazioni o vampate tra cui scegliere e questa varietà apre la porta ad alcuni progetti da etichettare come sicuri ed efficaci quando in realtà è nocivo e inefficace. Siate consapevoli di quali scelte sono disponibili e usate il vostro miglior giudizio prima di iniziare qualsiasi nuovo piano dietetico o di stile di vita.

Le Più Comuni Disintossicazioni del Fegato

1. Master Cleanse, alias la Dieta della Limonata

Una dieta focalizzata sulla fame minore, i partecipanti bevono solo una bevanda speciale al limone per dieci giorni mentre integrano con lassativi e acqua salata per aiutare nella defecazione. Le diete da fame sono popolari per una serie di motivi, ma sfortunatamente fanno cose peggiori per il vostro corpo che buone. Rallentano il metabolismo e possono causare altri problemi di salute come la disidratazione e microrganismi perturbati. L'uso di lassativi può ridurre gli elettroliti e interferire con i movimenti intestinali. I lassativi possono anche interrompere la normale attività del microrganismo, interrompendo le funzioni digestive. Un altro effetto collaterale potenzialmente mortale di questa dieta, specialmente se usato ripetutamente, è l'acido elevato nel sangue, chiamato acidosi metabolica. Questa dieta può disturbare l'equilibrio di alcalino e acido nel corpo, causando gravi complicazioni di salute. Un'altra complicazione è la produzione di calcoli biliari. Infine, l'uso eccessivo di lassativi può creare danni al tratto gastrointestinale e sviluppare una dipendenza dai lassativi per l'eliminazione.

2. Irrigazione del Colon, alias Colon

Come un clistere, questo risciacquo consiste nel far scorrere l'acqua attraverso un tubo che viene inserito nel retto per risciacquare il colon. Lo scopo è quello di aiutare a rimuovere l'accumulo di tossine nel colon. I problemi con questo tipo di colore sono gli effetti collaterali scomodi. Ad esempio, vomito, nausea, gonfiore e crampi sono tutti segnalati, anche quando un professionista esperto esegue la procedura. La disidratazione è un altro effetto collaterale comune. Più gravi problemi di salute includono perforato intestinale, colon o infezioni intestinali, e livelli di elettroliti pericolosamente alterati.

3. Cistifellea o Lavaggio del Fegato

Randolph Stone è accreditato con questa disintossicazione. Stone istruì i suoi partecipanti a mangiare principalmente mele e bere succo di mela. Dovevano mangiare solo frutta e verdura e bere tè alle erbe e olio d'oliva. Inoltre, avrebbero dovuto iniettare un lassativo, in genere acqua con sale Epsom. Questa forma di disintossicazione è pericolosa perché è una forma di digiuno e anche un eccesso di lassativi. Entrambe le pratiche possono essere molto pericolose per la salute. Inoltre, puntare il fegato in questo modo può potenzialmente rilasciare un calcolo biliare dalla cistifellea. Per le persone che hanno calcoli biliari, molti non ne sono a conoscenza fino a quando non si depositano nel condotto della cistifellea. Quando ciò si verifica, è molto doloroso ed è necessario un intervento chirurgico d'urgenza.

4. Mangiare fegato-cibo pulizia, alias La Dieta Detox

Alcuni alimenti sono caricati con tossine aggiuntive che possono "impantanare" il fegato. Ad esempio, alimenti come zucchero, sostanze chimiche, grassi e alcol possono gravare sul fegato. Su questa dieta, questi tipi di alimenti dovrebbero essere evitati. Invece, i partecipanti si concentrano su alimenti che supportano il fegato, come mele, noci, carciofo, dente di leone, pompelmo e limone. Questo è un approccio sicuro alla disintossicazione, soprattutto quando è accoppiato con un adeguato apporto di calorie, carboidrati e proteine.

5. Integratori a Base di Erbe per la Disintossicazione

Molti prodotti farmaceutici sono disponibili per aiutare la disintossicazione del fegato. Ad esempio, curcuma, vitamina C, N-acetil-cisteina, acido alfa R-lipoico e cardo mariano hanno tutti dimostrato di supportare il fegato. A livello cellulare, i vari integratori aiutano con la disintossicazione. Inoltre, possono proteggere dai danni. È possibile avere una sensibilità o allergia ai vari integratori a base di erbe. Prima di prendere qualcosa di nuovo, assicurati di leggere e rispettare le istruzioni. Inoltre, essere consapevoli di qualsiasi reazione o effetto negativo che può causare.

Sintomi Comuni Di Disintossicazione

Oltre ai sintomi sopra descritti, i seguenti sintomi sono comuni durante l'impegno in una disintossicazione del fegato:

- Influenza o il comune raffreddore
- Congestione nella cavità del seno
- Problemi a dormire
- Corpo dolorante
- Feci maleodoranti
- Diarrea
- Tosse
- Nebbia mentale o confusione
- Irritabile
- Ansioso
- Vertigini
- Acne
- Reazioni cutanee
- Intenso o diverso odore del corpo
- Estrema stanchezza o affaticamento

La maggior parte del tempo, questi sintomi sono un'indicazione che il vostro corpo sta rimuovendo le tossine dalle cellule adipose in tutto il flusso sanguigno. Se i sintomi non sono gravi, normalmente si placano una volta che il corpo ha rimosso tutte le tossine.

È tipico per alcune persone reagire in modo diverso alla pulizia rispetto ad altre persone. Prima di iniziare una disintossicazione del fegato, assicuratevi di consultare il vostro operatore sanitario. Cercare il supporto e la guida di un medico, soprattutto se si dispone di una o più delle seguenti condizioni:

- Malattie croniche del fegato o dei reni.

- Problemi con il colon, tra cui cancro del colon, morbo di Crohn, diverticolite o sindrome dell'intestino irritabile.
- Anziani o bambini.
- Allattamento al seno o donne in gravidanza.
- Malattia cardiaca.
- Ipoglicemia.
- Diabete.

La Migliore Soluzione Detox per Voi

La disintossicazione più benefica che si possa fare per sostenere e guarire il fegato è quella di mangiare i migliori cibi e di bere le migliori bevande per aiutare e facilitare il fegato. Ciò significa concentrarsi sugli alimenti nutrizionali, comprese adeguate quantità di acqua. È importante evitare diete a digiuno o da fame compreso l'uso di lassativi. Questi non sono benefici al vostro corpo compreso il vostro fegato. Se scegliete di includere un integratore a base di erbe, assicuratevi di scegliere una marca e una fonte affidabili per aiutare a proteggere e sostenere il vostro fegato.

Non è semplice disintossicare il fegato e talvolta non è un processo piacevole. Ma il risultato può essere cruciale per la longevità e la salute generale. Nonostante le molte opzioni disponibili per una disintossicazione del fegato, ce ne sono alcune che non sono sicure come altre. Prima di dedicarvi a un regime rigoroso, assicuratevi di esaminare attentamente il piano e di tenere d'occhio gli eventuali effetti collaterali negativi che state sperimentando. Questo è particolarmente importante se si soffre di una malattia cronica. Se soffrite di qualcosa di simile, assicuratevi di lavorare a stretto contatto con i vostri operatori sanitari in modo da poter partecipare a un metodo delicato e sano che sia migliore e più efficace per voi.

Capitolo 4: I Benefici di una Disintossicazione del Fegato

È comune ignorare le disintossicazioni del fegato, ma ci sono diversi vantaggi legati a questa pratica. Stimola un'alimentazione sana e aiuta anche a perdere peso indesiderato o non necessario. Di seguito sono riportati alcuni dei benefici più comuni di una disintossicazione del fegato:

1.   Perdere peso indesiderato e non necessario.

Il grasso viene scomposto nel sistema digestivo dalla bile, che viene prodotta nel fegato. Se la perdita di peso è il tuo obiettivo, iniziare con una disintossicazione del fegato potrebbe essere un buon punto di partenza perché questo processo promuove la produzione di bile.

2.   Sostenere il sistema immunitario.

Per avere un forte sistema immunitario, il fegato deve essere sano. Questo perché uno dei tanti ruoli del fegato è quello di abbassare le tossine nel vostro corpo. Una disintossicazione del fegato può portare a rafforzare il sistema immunitario.

3.   Il rischio di calcoli epatici è ridotto al minimo.

Livelli eccessivi di colesterolo nella dieta possono portare allo sviluppo di calcoli epatici. La bile si indurisce quando c'è un eccesso di colesterolo e questa bile indurita si trasforma in piccole pietre. Queste piccole pietre possono quindi limitare la funzione della cistifellea e del fegato. In alcuni casi, puoi avere fino a 300 calcoli epatici che impediscono la funzionalità del vostro fegato! Durante una disintossicazione del fegato, è possibile e probabile rimuovere da 100 a 300 calcoli epatici dal corpo.

4. Una disintossicazione del corpo intero è supportata.

Le tossine esistono sempre ad un certo livello nel fegato a causa del suo ruolo nella funzione del corpo. È progettato per eliminare le tossine convertendole in un sottoprodotto che è innocuo per il vostro corpo. Un livello sano di tossine è normale e in genere non crea un problema nel vostro corpo. I problemi iniziano a verificarsi quando le tossine si accumulano. Per assicurarsi che il fegato funzioni come dovrebbe, è necessario disintossicare il fegato.

5. L'energia è aumentata.

Dopo che il fegato scompone le tossine in un sottoprodotto innocuo, alcuni dei sottoprodotti vengono utilizzati nel corpo come nutriente. Tuttavia, se il fegato è bloccato con problemi come calcoli epatici o accumulo di tossine, questi nutrienti chiave non arrivano mai al sangue. Quando il vostro sangue non ottiene i nutrienti di cui ha bisogno, potete provare affaticamento. Per aumentare la vostra energia, disintossica il fegato. Oltre a sperimentare la spinta di energia, saprete anche che il vostro corpo sta ricevendo le sostanze nutritive che prima gli mancavano.

6. La vitalità migliora.

Per tornare alla vostra competenza ideale, è necessaria una disintossicazione del fegato. La vostra pelle apparirà più sana e luminosa quando ridurrete le tossine che si sono accumulate nel fegato. Il vostro corpo risponderà meglio all'esercizio fisico quando sosterrete la produzione di bile. Alcuni pazienti e partecipanti si sentono e sembrano essere cinque anni più giovani quando completano una disintossicazione del fegato!

Capitolo 5: Come Disintossicare il Fegato Attraverso la Dieta

L'accessibilità del fast food, che è spesso malsano e veloce, rende difficile qualsiasi cambiamento di dieta o stile di vita. Al fine di apportare modifiche alla vostra dieta, è necessario trattenersi e ritenersi responsabile. Se si riesce a fare questo, si possono sperimentare benefici che cambiano la vita in molti settori della vostra salute generale. Per disintossicare il fegato attraverso la dieta, considerare i seguenti suggerimenti:

Suggerimento 1: Eliminare o Ridurre al Minimo gli Alimenti che Sono Tossici per il Vostro Corpo

Alcuni alimenti funzionano contro la salute del fegato come gli alimenti trasformati quando la dieta include molti di questi alimenti frequentemente. Gli alimenti trasformati contengono ingredienti come zucchero raffinato e oli idrogenati. Gli alimenti come i cibi trasformati e i cibi pronti sono noti per la loro tossicità e per i loro effetti dannosi per il vostro corpo. Gli oli idrogenati, o grassi trans, contengono livelli aumentati di grassi saturi. La struttura chimica dell'olio è stata progettata per migliorare la durata del prodotto a cui viene aggiunto. Una dieta ricca di grassi trans aumenta la probabilità di malattie cardiache di oltre il 25%. Inoltre, è teorizzato che i grassi trans portano a infiammazione nel corpo perché interferisce con il sistema immunitario.

Altre gravi condizioni di salute sono legate ad alimenti come la carne a pranzo, fast food e cibi pronti, che comunemente contengono nitriti e nitrati aggiunti. Lo scopo di questi additivi è quello di mantenere il colore negli alimenti, vietare la crescita di batteri e aumentare la durata di conservazione del prodotto. Invece di consumare questi tipi di alimenti, è necessario sostituirli con opzioni più sane che supportano la funzionalità epatica. A volte richiede un po' di creatività per fare opzioni più sane per imitare e sostituire questi cibi malsani, ma potete sviluppare pasti che voi e la vostra famiglia trovate pieni di sapore e supportano il vostro fegato.

Per esempio, invece di acquistare la carne del pranzo lavorata, affettate il vostro tacchino o il vostro pollo arrosto. Barrette di muesli fatte in casa, noci miste, bastoncini di carota, bastoncini di sedano e frutta fresca sono tutte buone opzioni per sostituire un sacchetto o una manciata di patatine. Invece di fare una scatola di mac & cheese, trovare una ricetta per una sana alternativa come formaggio spaghetti e zucca. Potassio, acido pantotenico, manganese, vitamine del gruppo B e niacina sono tutti presenti nella zucca di spaghetti. Inoltre, la zucca di spaghetti è a basso contenuto di grassi saturi e calorie. È possibile aggiungere un contorno di noci tritate in cima per fornire un pugno di antiossidanti e acidi grassi omega-3 per sostenere anche la salute del cuore.

Quando mangiate cibi che vengono elaborati, oltre a cambiare la vostra dieta, dovete anche assicurarvi che i vostri enzimi digestivi funzionino correttamente. Quando gli enzimi epatici non sono bilanciati, è possibile sviluppare malattie del fegato e della digestione come il morbo di Crohn.

Suggerimento n. 2: il Succo a Base di Verdure Crude è un Metodo Efficace di Consegna dei Nutrienti

Una disintossicazione del fegato richiede un gran numero di verdure crude nella dieta, ma aumentare le porzioni richieste può essere Impossibile per alcune persone. Per aiutarvi a ottenere le porzioni di verdure è necessario in modo semplice è quello di succo di verdure crude. Un bicchiere di succo di verdura fresca e cruda può fornire fino a cinque porzioni di verdure crude di cui avete bisogno. Inoltre, se non vi piace mangiare verdure crude, il succo può essere un modo più gustoso e più semplice per ottenere i nutrienti di cui avete bisogno.

Un altro vantaggio del succo di verdura cruda è che è più facile digerire il fegato. Rende anche i nutrienti nelle verdure più facili da assorbire per il vostro corpo. Alcune delle verdure più benefiche nella disintossicazione del fegato includono cavoletti di Bruxelles, cavolfiori e cavoli. I sapori di queste verdure potrebbero non sembrare appetitosi; tuttavia, è possibile includere altre verdure crude per alterare il sapore. Le verdure che sono buone da aggiungere per ulteriori sostanze nutritive e sapore includono verdure a foglia verde, barbabietole, cetrioli e carote. Tutte queste verdure aiutano a sviluppare un livello di pH equilibrato abbassando i livelli di acido nel corpo.

Trovare una combinazione di sapori che preferisci richiederà qualche sperimentazione. Considerare l'aggiunta di altri succhi freschi e crudi o erbe fresche per sviluppare un sapore unico. Alcune erbe aromatiche includono menta e prezzemolo. Uno dei succhi di verdura cruda più utili per la disintossicazione del fegato è da carote biologiche. Il Beta-carotene, un nutriente che si converte in vitamina A, si trova nelle carote. La vitamina A è essenziale per eliminare le tossine dal corpo e riduce il grasso del fegato. La radice di zenzero è un altro additivo benefico per il succo di verdura cruda. Lo zenzero supporta la digestione ed è anti-infiammatorio. Arance anche aggiungere un grande, dolce e / o sapore piccante al succo. Inoltre, le arance forniscono vitamina B6, Vitamina A E vitamina C.

Il succo di verdura contiene una grande quantità di fibre. Elevate quantità di fibre supportano la digestione e accelerano il processo di eliminazione. Avere una rapida eliminazione delle tossine significa che il vostro corpo non ha il tempo di conservarle, che possono accumularsi e danneggiarvi.

Suggerimento n. 3: Gli Alimenti Ricchi di Potassio sono Essenziali

Avete bisogno di mangiare oltre 4.500 milligrammi di potassio ogni giorno. È sicuro di ricevere questa raccomandazione in modo coerente? Probabilmente no! Gli alimenti che contengono livelli più elevati di potassio aiutano a ridurre il colesterolo, sostenere la salute del cuore, supporta la pulizia del fegato e riduce la pressione sanguigna sistolica. Ci sono integratori di potassio disponibili, ma si dovrebbe cercare di ottenere la vostra raccomandazione di potassio attraverso cibi sani come patate dolci, salse di pomodoro, verdure, fagioli, banane e melassa.

Patate Dolci

Molte persone pensano immediatamente che hanno bisogno di mangiare più banane per aumentare il loro apporto di potassio; tuttavia, le patate dolci sono in realtà la fonte più ricca di potassio. Oltre al beta-carotene e un'elevata quantità di fibre, una patata dolce di medie dimensioni fornisce circa 700 milligrammi di potassio. Le patate dolci sono anche a basso contenuto calorico, ma contengono alti livelli di ferro, magnesio e vitamine B6, C e D. Le patate dolci hanno anche un sapore naturalmente dolce da zuccheri naturali. Gli zuccheri naturali vengono dispersi lentamente attraverso il flusso sanguigno grazie alla funzione del fegato. La bellezza di questo processo naturale è che si regola da solo, prevenendo i picchi di zucchero nel sangue causati dagli zuccheri raffinati.

Salsa Di Pomodoro

I pomodori contengono anche diversi nutrienti tra cui il potassio. Quando i pomodori vengono consegnati come pasta, purea o salsa, i benefici dei pomodori sono concentrati in modo più significativo. Per esempio, una tazza di pomodori freschi offre circa 400 milligrammi di potassio, ma una tazza di pomodori passati contiene oltre 1.000 milligrammi! Per essere sicuri di ottenere i maggiori benefici in una pasta, purea o salsa, selezionare i prodotti di pomodoro biologici.

Se avete intenzione di fare il vostro concentrato, considerate la seguente ricetta per ottenere il massimo dal vostro sforzo e dalle sostanze nutritive della frutta:

Ingredienti:

- Pomodori biologici tagliati a metà

Procedimento:

1. Riscaldare il forno a 210° C. Mettere i pomodori tagliati a metà su una teglia a faccia in giù.
2. Arrostire i pomodori fino a quando la pelle inizia a raggrinzirsi.
3. Togliere la padella dal forno e lasciare raffreddare i pomodori.
4. Una volta fresco, pizzicare o far scorrere le pelli e mettere la carne in un frullatore o robot da cucina. Battere i pomodori a impulsi per schiacciarli delicatamente.

5. Versare i pomodori schiacciati e arrostiti in un setaccio o colino per rimuovere i semi, se lo preferite. Filtrare come preferite o se ne avete bisogno.

6. Versare il composto filtrato in un forno olandese o grande pentola sul piano cottura. Fate sobbollire la salsa per un massimo di 2 ore o fino a quando la salsa è densa. Ricordate, la salsa continuerà ad addensarsi dopo averla rimossa dal fuoco, quindi smettete di sobbollire appena prima che la salsa raggiunga la consistenza che preferite.

Verdure A Foglia Verde

240 gr di spinaci o barbabietole contiene un gran numero di antiossidanti e più di 1.300 milligrammi di potassio. Questi ingredienti sono facili da aggiungere al succo crudo e possono sostenere potentemente il fegato. Per aggiungere questi alla vostra dieta, tritare le verdure e aggiungere alla vostra miscela di succo o cospargere sulla parte superiore di insalate. Potete anche saltare velocemente sul vostro piano cottura. Inoltre, le barbabietole aiutano il flusso della bile e puliscono la cistifellea in modo naturale.

Fagioli

Ci sono più fagioli sani è possibile scegliere da aggiungere alla vostra dieta. I fagioli contengono una grande quantità di potassio oltre a fibre e proteine. Legumi come fagioli di lima, fagioli e fagioli bianchi sono tutte ottime opzioni e buone alternative ad altri legumi, come i ceci. Invece di fare hummus da ceci, provate uno degli altri fagioli nella vostra ricetta e godetevi la vostra nuova creazione con bastoncini di sedano e bastoncini di carota.

Melassa

La melassa non è la migliore fonte di potassio; tuttavia, la melassa nera può fornire una parte significativa del valore giornaliero di potassio raccomandato, oltre ad altri nutrienti come rame, manganese, calcio e ferro. Infatti, solo 30 ml di melassa blackstrap forniscono circa il dieci percento della quantità raccomandata di potassio.

Un modo semplice per incorporare melassa blackstrap nella vostra dieta è sostituendo altri dolcificanti che si utilizza. Usatela nel porridge fatto con la quinoa, sopra la farina d'avena tagliata in acciaio, o fate la salsa barbecue fatta in casa con essa. Anche mescolando 30 ml nel caffè del mattino è un ottimo modo per aggiungere dolcezza oltre che sostanze nutritive. Il vantaggio aggiunto di aggiungere melassa blackstrap al vostro caffè è che arricchisce il sapore riducendo il gusto acido.

Banana

Le banane sono ricche di potassio. L'aggiunta di una singola banana media a un frullato è un ottimo modo per aumentare il potassio e addolcire la bevanda. Una banana media fornisce circa 470 milligrammi di potassio, supporto per la digestione e rilascio di metalli pesanti e tossine dal corpo. Quando state attraversando la disintossicazione del fegato, questi benefici sono essenziali. Assicuratevi di avere sempre abbastanza banane a portata di mano da aggiungere ai vostri cibi o da fare uno spuntino durante la disintossicazione.

Suggerimento n. 4: Fare un Clistere con il Caffè

Un clistere aiuta con costipazione, ma un clistere con caffè aiuta anche a ritrovare più energia e sostenere la disintossicazione del fegato. I clisteri mirano alla parte inferiore dell'intestino crasso. Ci sono molti modi e risorse per aiutarvi a completarlo a casa, a differenza di altri interventi, come il lavaggio del colon. I colonizzatori mirano a tutto l'intestino e richiedono l'assistenza di un professionista. Questo rende il clistere un'azione più accessibile e "attraente" per aiutare il vostro fegato a disintossicarsi. È possibile acquistare un kit per il clistere nella maggior parte dei negozi di droga o di alimentari.

Quando si fa un clistere di caffè, il caffè biologico viene tenuto nell'intestino. Mantenendolo nella parte inferiore dell'intestino crasso, consente alla parete dell'intestino di assorbire il liquido del caffè e trasportarlo al fegato. L'assorbimento del caffè biologico stimola la produzione e il flusso della bile. Questo calcio di stimolazione inizia il vostro fegato e la cistifellea. Quando il fegato e la cistifellea vengono avviati, si inizia a produrre glutatione, un composto chimico che è un forte detergente. Questo composto chimico aiuta nell'eliminazione dell'accumulo tossico nel vostro corpo.

Spostare rapidamente le tossine è essenziale durante la disintossicazione del fegato. Per farvi un clistere di caffè, fate bollire tre tazze di acqua distillata o filtrata con 2 cucchiai di caffè macinato e biologico. Una volta che la miscela raggiunge l'ebollizione, abbassare la fiamma e cuocere a fuoco lento per circa 15 minuti. Al termine, lasciare raffreddare la miscela a temperatura ambiente. Una volta che la miscela di caffè è completamente fredda, filtrarla attraverso una garza per rimuovere tutti i sedimenti dal liquido. Utilizzare questo liquido nel vostro kit clistere. Una volta inserito il liquido, mirare a mantenere il liquido per un massimo di 15 minuti. Quando raggiungi 15 minuti o il vostro limite, rilasciate.

Suggerimento n. 5: Gli Integratori per Curcuma, Dente di Leone e Cardo Mariano Sono Utili

Curcuma

Varie condizioni di salute, come il dolore cronico, la salute della prostata, la salute del seno, l'osteoartrite, la depressione, il cancro e il morbo di Alzheimer, sono tutti soggetti della ricerca scientifica attuale condotta sull'effetto della curcuma su queste condizioni. I risultati preliminari mostrano già che la curcuma può supportare il metabolismo epatico e il tessuto, regola l'equilibrio della glicemia, aiuta la digestione, riduce al minimo il dolore alle articolazioni e aiuta a ridurre al minimo la depressione. Si prevede che emergeranno ulteriori benefici man mano che la ricerca viene continuamente pubblicata.

Dente di Leone

Molte persone che devono mantenere qualsiasi tipo di prato odiano i denti di leone. Questa erba si muove liberamente e infesta il terreno ogni primavera e per tutta l'estate. Anche se può essere un fastidio nel cortile, questi piccoli fiori contengono minerali benefici e vitamine dai pedali alle radici. Quando ingerite il dente di leone, aiutate la disintossicazione del fegato più facilmente agendo come diuretico e accelerando l'eliminazione delle tossine. Inoltre, il dente di leone aiuta a sconvolgere la digestione, il bruciore di stomaco, i livelli di zucchero nel sangue sbilanciati e un sistema immunitario indebolito. Potete prendere la radice di dente di leone come integratore o berla in una tisana per la disintossicazione del fegato.

Cardo Mariano

Un'erba detox ideale è il cardo mariano. Molti hanno familiarità con questa erba la considerano il "re" delle erbe usate per la disintossicazione. Ecco perché è così importante e prezioso durante la disintossicazione del fegato. Parte del beneficio del consumo di cardo mariano include la rimozione dell'alcool nel fegato, le sostanze inquinanti dall'ambiente, i farmaci da prescrizione e l'accumulo di metalli pesanti. I pazienti sottoposti a radioterapia o chemioterapia subiscono una serie di effetti collaterali indesiderati, che il cardo mariano può contribuire a ridurre. Per sostenere la rigenerazione del fegato, la silimarina attiva nel cardo mariano è benefica per la forza delle pareti cellulari del fegato. Prendere un integratore di cardo mariano o berlo in una tisana progettata per la disintossicazione del fegato.

Bonus! Radice Di Bardana

Simile al dente di leone, questa radice è utile per disintossicare il sangue, che poi aiuta la funzione del fegato. Simile al cardo mariano, la radice di bardana può anche essere presa come integratore o in un tè per la disintossicazione del fegato.

Suggerimento n. 6: Prendere Integratori per Fegato o Mangiare Carne di Fegato Biologica Regolarmente

Il consumo di carne di fegato biologico da giovani e sani polli o bovini alimentati con erba contiene la maggior parte coQ10, cromo, zinco, rame, ferro, colina e acido folico, vitamina A e vitamine del gruppo B. Il ottenere il maggior numero di sostanze nutritive da un alimento, non si può fare di meglio che mangiare il fegato.

Se mangiare fegato non è un'opzione, ingerire integratori di fegato di manzo. Assicuratevi di scegliere integratori che offrano la garanzia che non vengano utilizzati antibiotici, pesticidi o ormoni nella cura e nell'alimentazione degli animali. Questo assicura di ottenere il meglio e la maggior parte dei nutrienti negli integratori.

Capitolo 6: Rimedi Naturali per la Malattia del Fegato Grasso

Attualmente, ci sono solo due terapie primarie offerte per NAFLD. Il primo è l'uso di farmaci e interventi farmaceutici. Il secondo è intervenire nel vostro stile di vita. L'intervento comprende l'impegno o l'aumento dell'esercizio fisico, la modificazione della dieta o la riduzione del peso corporeo. La terapia più comune è l'intervento sullo stile di vita, le modifiche specifiche alla dieta e la riduzione del peso corporeo. Questi due spesso vanno di pari passo. Le malattie metaboliche, come l'iperlipidemia e l'obesità, così come il NAFLD, possono essere rallentate attraverso un esercizio fisico moderato e a lungo termine.

Nonostante la consapevolezza che l'intervento nel vostro stile di vita può ridurre la progressione del NAFLD, i meccanismi alla base di questo beneficio sono ancora sconosciuti. Diversi studi scientifici pubblicati illustrano i benefici dell'intervento sullo stile di vita, ma nessuno di essi ne mette saldamente in evidenza la ragione. Tuttavia, è innegabile il potenziale di benefici terapeutici. Questi interventi naturali, o rimedi, hanno risultati più benefici negli studi scientifici rispetto agli interventi farmaceutici. La terapia farmaceutica comprende vari farmaci, tra cui bloccanti del sistema renina-angiotensina, agenti abbassanti di lipidi, sensibilizzanti dell'insulina e antiossidanti. Alcuni studi su animali e cellule mostrano risultati promettenti, ma pochi studi clinici sull'uomo sono positivi.

Ci sono diversi effetti benefici nei rimedi a base di erbe per la cessazione del NAFLD. L'attenzione a questi rimedi naturali è aumentata negli ultimi anni perché sono disponibili in tutto il mondo; in genere hanno pochi o nessun effetto collaterale, e molteplici studi clinici e di base ne supportano l'efficacia.

Attuali Risultati del Rimedio Naturale per il Trattamento di NAFLD

Bacca di Goji, Wolfberry o Lycii Fructus

Della famiglia delle Solanaceae, la bacca di goji è il frutto del Lycium Barbarum. La medicina cinese ha reso questo frutto famoso per i suoi benefici sugli occhi e sul fegato. La LBP, o la parte polisaccaride del frutto, è la parte più benefica della bacca di goji. I risultati di studi moderni mostrano che la LBP ha una varietà di benefici biologicamente, tra cui una riduzione dei tumori a rischio, il mantenimento del metabolismo del glucosio, la neuroprotezione, l'immunoregolazione e le capacità antiossidanti.

Ulteriori studi clinici dimostrano che il succo di LBP aumenta la quantità di immunoglobulina G, i livelli di interleuchina 2 e i linfociti nell'uomo. La riduzione della formazione di perossido lipidico e l'aumento dei livelli sierici antiossidanti sono ulteriori vantaggi della LBP.

I primi risultati mostrano che la LBP ha impedito la propagazione e ha incoraggiato l'apoptosi delle cellule dell'epatoma nel fegato. Un ulteriore studio ha illustrato gli attributi protettivi della LBP quando incorporata in una dieta ad alto contenuto di grassi che ha causato lesioni da stress ossidativo nel fegato. In queste situazioni, LBP ha aumentato l'attività degli enzimi antiossidanti e dei prodotti dello stress ossidativo per aiutare a proteggere da ulteriori lesioni da stress ossidativo nell'organismo. Altri studi hanno dimostrato le potenti proprietà curative della LBP nelle malattie del fegato grasso correlate all'alcol e come può aiutare la rigenerazione del fegato.

Aglio o Allium Sativum

C'è una lunga storia di usi medicinali e culinari dell'aglio nella regione mediterranea, in Egitto e in Asia. Un recente rapporto ha pubblicato che mangiare un pezzo intero di aglio ha contribuito a migliorare la resistenza al glucosio nel sangue, il metabolismo dei lipidi e lo stress ossidativo. La riduzione dell'attività del sistema del citocromo P450 e l'aumento dell'attività antiossidante hanno portato ad uno studio in cui l'aglio nero e invecchiato è stato combinato con la somministrazione di etanolo cronico nei ratti. L'aglio è stato anche trovato per aiutare a proteggere e riparare i danni al fegato da CCl4. Se abbinato ad altri rimedi medicinali e naturali, l'aglio aumenta gli effetti benefici della riduzione della steatosi, dell'infiammazione, dello stress ossidativo e della fibrosi. Infine, l'aglio aiuta anche a prevenire ulteriori danni al fegato per i pazienti con NAFLD.

Tè Verde

Un altro rimedio naturale è la pianta del tè verde. Questo rimedio è una delle piante più documentate utilizzate per prevenire problemi al fegato. Negli ultimi due decenni, una maggiore attenzione sulle proprietà benefiche e curative di questa pianta ha sostenuto le sue capacità nella salute del fegato. La pianta Camellia Sinensis fornisce le foglie utilizzate nella preparazione del tè verde. La pianta è stata originariamente trovata in Cina, ma si è diffusa in tutta L'Asia in luoghi come il Vietnam, la Corea e il Giappone. Ora si è diffuso in luoghi occidentali, infiltrandosi nelle culture del tè nero.

Ai topi trattati con CCl4 è stato somministrato anche EGCG puro, o epigallocatechina-3-gallato, in uno studio di grande impatto. EGCG è il polifenolo primario del tè verde. Il risultato ha mostrato benefici a livello biochimico e istologico. Ha influenzato l'infiammazione, lo stress ossidativo e ha contribuito a risolvere il danno epatico. In un altro recente studio, l'EGCG ha dimostrato di prevenire l'ingresso e il passaggio di epatite C. I topi da laboratorio obesi in uno studio condotto sulle malattie del fegato e l'EGCG hanno trovato benefici sia sulla salute del fegato che sulla riduzione del peso indesiderato.

Resveratrolo

L'uva rossa contiene una fitoalessina che può essere estratta, chiamata resveratrolo. È ben documentato per proteggere contro l'infiammazione e lo stress ossidativo. È uno dei rimedi naturali più accettati per le sue potenti proprietà e la sua disponibilità in tutto il mondo. Studi recenti hanno dimostrato che il resveratrolo è un trattamento efficace per il NAFLD. Questo è un rimedio efficace da utilizzare ogni giorno per prevenire e curare le malattie del fegato grasso.

Cardo Mariano

Come accennato nel capitolo precedente, il cardo mariano è una pianta benefica durante una disintossicazione del fegato. Il cardo mariano appartiene alla famiglia delle margherite e produce due importanti derivati, la silimarina e la silibina. Ci sono stati più di 10.000 rapporti pubblicati negli ultimi dieci anni sui benefici del cardo mariano sul corpo, e in particolare sulla salute del fegato. I risultati di queste relazioni collegano gli effetti dei due derivati ai risultati epatoprotettivi, chemiopreventivi e antiossidanti. Nel fegato in particolare, silimarina e silibina migliorano gli effetti degli antiossidanti. Inoltre, direttamente e indirettamente, influenzano la fibrosi e l'infiammazione nel fegato. Un ulteriore studio mostra che i pazienti affetti da epatite cronica C e NAFLD, hanno sperimentato migliori effetti della silimarina a causa delle maggiori concentrazioni di plasma flavonolignano e della circolazione enteroepatica ad ampio spettro.

Ulteriori Decotti e Derivati da Considerare

Altri rimedi naturali che sono stati utilizzati nella medicina tradizionale cinese e sono ora supportati attraverso la biologia sperimentale, la farmacologia e la chimica, includono la berberina. L'erba Coptidis Rhizoma dalla Cina contiene questo alcaloide isolato, che ha un effetto anti-steatotico. Riduce anche la risposta infiammatoria da epatite. Attualmente, non ci sono studi moderni che collegano direttamente la berberina al trattamento della NAFLD.

Ulteriori Suggerimenti Naturali

- Ridurre al minimo l'assunzione di zucchero a meno di 30 grammi al giorno.
- Ridurre lo stress.
- Rallentate il vostro ritmo di vita.
- Mettere un pacchetto di olio di ricino sul fegato alcune volte alla settimana.
- Un paio di volte a settimana mangiare carni di organi biologici.
- La prima cosa al mattino beve otto once di kvas di barbabietola.
- Incorporare attività fisica a basso impatto e alleviare lo stress come lo yoga o camminare nella vostra attività settimanale.

Capitolo 7: Dieta Sana Alimenti e Bevande per la Malattia del Fegato Grasso

Quasi un terzo della popolazione americana adulta è affetto da malattia del fegato grasso. È sulle cause primarie di insufficienza epatica e una volta che il fegato fallisce, non esiste un'opzione di trattamento a lungo termine diversa da un trapianto di fegato. Molti casi di malattia del fegato grasso non vengono diagnosticati fino a tardi nella malattia, rendendo alcuni dei danni irreversibili. Tuttavia, è possibile prevenire e curare la malattia per migliorare la lunghezza e la qualità della vita. Uno dei metodi più comuni di prevenzione e trattamento include cambiamenti dietetici. Non importa se avete una malattia del fegato grasso alcolica o una malattia del fegato grasso non alcolica, la dieta può migliorare la salute del vostro fegato.

Le regole generali da seguire per una dieta sana al fegato includono:

- Non consumare alcol.
- Consumare una piccola quantità di grassi saturi, carboidrati raffinati, grassi trans, sale e zucchero.
- Modificare la vostra dieta per includere diversi cereali integrali e piante ad alto contenuto di fibre, come i legumi.
- Mangiare grandi quantità di frutta e verdura.

Poiché la malattia del fegato grasso è un accumulo di grasso nel fegato, ridurre il grasso aggiuntivo è importante. È anche possibile concentrarsi sulla riduzione dell'apporto calorico per aiutare la perdita di peso, che può anche aiutare ad alleviare le malattie del fegato grasso e lo stress aggiuntivo sul vostro corpo. Quando si perde peso indesiderato, si riduce il rischio di contrarre la malattia del fegato grasso. Se siete in sovrappeso, ponetevi l'obiettivo di perdere circa il 10% del vostro attuale peso corporeo.

Come Guarire la Malattia del Fegato Grasso Attraverso il Cibo

Di seguito sono elencati alcuni dei migliori alimenti e bevande che dovresti consumare durante una disintossicazione del fegato e pur sostenendo la tua sana funzionalità epatica.

1. Caffè

Siete i benvenuti, amanti del caffè! I rapporti hanno dimostrato che bere caffè aiuta a ridurre gli enzimi insoliti nel fegato. Inoltre, i pazienti con malattia del fegato grasso che bevono anche caffè regolarmente hanno spesso meno danni al fegato rispetto a quelli che non lo bevono. Quantità moderate di caffeina possono ridurre al minimo gli enzimi epatici anormali, che è particolarmente importante per le persone che sono a rischio di sviluppare la malattia del fegato grasso.

2. Verdure a foglia verde

Questi superfood bloccano anche l'accumulo di grasso. Ad esempio, i broccoli hanno impedito l'accumulo di grasso nel fegato nei ratti in uno studio. Spinaci, cavoli e cavoletti di Bruxelles aiutano anche nella perdita di peso. Cercare ricette che utilizzano un sacco di verdure a foglia verde per ottenere un pugno potente ogni giorno.

3. Tofu

Il Tofu è una buona fonte di proteine ed è anche a basso contenuto di grassi, ma è la proteina di soia nel cibo che beneficia specificamente coloro che soffrono di malattie del fegato grasso. I ratti in uno studio dell'Università dell'Illinois ha rivelato il potere del tofu e della proteina di soia nella protezione contro il grasso accumulato nel fegato.

4. Pesce

Ridurre l'infiammazione e migliorare i livelli di grasso nel fegato con il supporto di acidi grassi omega-3. Questi acidi benefici possono essere trovati in alimenti come trota, tonno, sardine e salmone. Questi sono tutti considerati pesci "grassi" ma forniscono un grasso sano che il tuo corpo può abbattere facilmente rispetto ad altri grassi che sono facilmente immagazzinati nel fegato. Quando preparate il pesce, ricordatevi di concentrarvi sul mantenere la ricetta a basso contenuto di grassi, perché il pesce contiene già abbastanza grasso per il vostro corpo.

5. Avena

Quando si è alle prese con la stanchezza come effetto collaterale di una malattia del fegato grasso o durante le prime fasi del trattamento per la malattia, può essere difficile funzionare correttamente. Mangiare carboidrati integrali come la farina d'avena può fornire al vostro corpo una spinta di energia che può sostenere per lunghi periodi di tempo. Inoltre, le fibre in farina d'avena aiutano a sentirsi sazi e a sostenere quella sensazione di pienezza. Infine, la farina d'avena ha anche dimostrato di aiutarti a mantenere un peso corporeo sano.

6. Noci

Un altro alimento ad alto contenuto di omega 3 sono le noci. Quando i pazienti con malattia del fegato grasso consumano una piccola manciata di noci, spesso hanno risultati migliori del test del fegato.

7. Avocado

Proteggete il vostro fegato mangiando grassi sani come quelli dell'avocado. La ricerca attuale mostra che gli avocado contengono sostanze chimiche specifiche che potenzialmente riducono i danni al fegato. Gli avocado sono anche una ricca fonte di fibre, che aiuta anche a perdere peso.

8. Latticini e latte a basso contenuto di grassi

Uno studio pubblicato nel 2011 sui ratti ha riferito che le proteine del siero del latte nel latte possono aiutare a proteggere dai danni al fegato, anche se il danno esiste già. Consumare un bicchiere di latte al giorno o circa otto once di formaggio animale biologico alimentato con erba per risultati ottimali.

9. Semi di girasole

La vitamina E è ricca di semi di girasole ed è nota per le sue proprietà antiossidanti. Gli antiossidanti aiutano il fegato a proteggersi da ulteriori danni.

10.Olio d'oliva

Una terza fonte di omega 3 in questa lista. Scegliete questo olio al posto del burro, dell'accorciatura o della margarina durante la cottura. L'olio d'oliva ha anche dimostrato di controllare i livelli di peso sani e ridurre il livello degli enzimi epatici.

11.Aglio

Come accennato in precedenza in questo libro, l'aglio è utile per proteggere e sostenere il fegato e promuovere un peso corporeo sano. E' anche molto saporito in modo che possa rendere molti piatti deliziosi rapidamente. È una buona fonte per bruciare il grasso accumulato e indesiderato nel corpo.

12. Tè verde

Un altro alimento di ripetizione sulla nostra lista, il tè verde è stato indicato per aiutarvi ad assorbire ed elaborare i grassi nel corpo, piuttosto che immagazzinarli nel vostro fegato. È stato anche collegato con una migliore funzionalità epatica. Altri benefici includono l'assistenza al sonno e il colesterolo ridotto.

Alimenti Aggiuntivi Che Supportano Il Fegato

- Barbabietola
Ricca di antiossidanti e attiva gli enzimi epatici, migliora anche la produzione di bile e migliora l'attività fisica.

- Mele biologiche
Ricco di fibre, soprattutto con la buccia, e assicurarsi che la frutta sia biologica, perché le mele tendono ad essere uno dei migliori frutti e verdure per avere quantità eccessive di pesticidi su di loro.

- Germogli di Broccoli
Forte disintossicante, ricco di antiossidanti, aumenta il glutatione più di un semplice broccolo, contiene un regolatore ormonale chiamato indolo-3-carbinolo, e contiene sulforafano antitumorale.

- Alimenti fermentati come crauti, kefir, kombucha, kimchi o sottaceti. Promuove la digestione e l'eliminazione attraverso buoni composti batterici.

- Agrumi come limoni, lime, arance o pompelmi.

Aiuta il fegato a pulire e creare enzimi per la disintossicazione.

- Carote

Ricco di beta-carotene e flavonoidi vegetali e contiene vitamina A per la prevenzione delle malattie del fegato.

- La maggior parte delle forme di verdure.

Cavolfiore e broccoli contengono glucosinolato per disintossicare la produzione di enzimi e zolfo per la salute generale nel fegato. Spinaci e altre verdure a foglia verde sono ricche fonti di clorofilla per aiutare a rimuovere le tossine dal sangue e anche fornire un equilibrio alcalino ai metalli pesanti nel fegato.

Alimenti Aggiuntive Che Supportano Il Fegato

- Succo di mirtillo: la fibrosi, che è la cicatrizzazione che è il risultato della malattia del fegato, è stato l'argomento dello studio pubblicato sulla rivista PLOS One a marzo 2013. Gli animali nello studio sono stati nutriti con succo di mirtillo per osservare gli effetti che ha sulla fibrosi per un periodo di otto settimane. I risultati dello studio indicano che il succo di mirtillo ha la capacità di aumentare la capacità del fegato di sopportare livelli di stress ossidativo e aumentare le proteine che supportano il fegato a combattere la fibrosi. Lo stress ossidativo si verifica quando le cellule sono danneggiate dai radicali liberi che sono molecole instabili.
- Sangue succo d'arancia: Nel 2012, uno studio pubblicato sul World Journal of Gastroenterology ha concluso che l'accumulo di grassi viene impedito quando i partecipanti consumano regolarmente succo d'arancia sangue.

Nell'arco di 12 settimane, gli animali obesi nello studio sono stati nutritevi con il succo ogni giorno. Secondo lo studio, i ratti hanno sperimentato diverse risposte sane, tra cui una migliore sensibilità all'insulina, riduzione dei trigliceridi e colesterolo generale, riduzione del peso corporeo e protezione contro l'accumulo di grasso nel fegato. L'ormone, l'insulina, regola i livelli di zucchero nel sangue. È importante che il corpo sia sensibile a questo ormone in modo che possa regolare lo zucchero nel sangue in modo appropriato. Se il corpo non ha una sensibilità stabile all'insulina, è possibile e probabilmente la persona svilupperà il diabete.

- Noni succo di frutta: Il Noni è una pianta che cresce nei climi tropicali e porta frutti noni. È conosciuta botanicamente come Morinda Citrifolia. I negozi di salute sono i fornitori primari per gli integratori di succo di Noni negli Stati Uniti. È probabile che troverete succo di Noni mescolato con altri succhi di frutta, più comunemente succo d'uva. La conclusione dello studio del 2008 sugli animali, pubblicato sulla rivista Plant Foods and Human Nutrition, mostra che i danni da tossine nel fegato sono ridotti al minimo quando i partecipanti hanno bevuto regolarmente succo di noni.

- Una nota sul succo di frutta: i succhi di frutta contengono spesso zucchero raffinato aggiunto. Assicurarsi di leggere attentamente le etichette. Scegliete i succhi che non hanno aggiunto zucchero o che hanno poco zucchero e cercate anche il contenuto di succo. Provate ad acquistare succhi di frutta etichettati come succo al 100%, se possibile. Molte marche di succhi di frutta includeranno solo una piccola porzione di succo di frutta nella loro bottiglia. Questo accade spesso con il succo di mirtillo. Il succo contiene anche alti livelli calorici e la fibra del frutto è stata rimossa. Si otterrà molto meno fibre che se si mangia il frutto intero da solo. Per chi è interessato a spremere la vostra frutta, tenete presente che alcuni frutti sono disponibili solo di stagione. Per esempio, le arance rosse sono nei negozi dal mese di gennaio fino a metà aprile. Se li trovate nei negozi al di fuori di questi tempi, molto probabilmente saranno più costosi e non di grande qualità.

Evitare i Seguenti Alimenti:

1. Sale: Troppo sale fa trattenere l'acqua al corpo. Assicurarsi di non consumare più di 1.500 milligrammi al giorno.
2. Carne rossa: Questi colpevoli sono fonti di grassi saturi indesiderati. Le carni di manzo e i salumi dovrebbero essere evitati in particolare.
3. Pasta bianca, riso e pane: I cibi bianchi indicano che sono stati lavorati. Gli alimenti trasformati aumentano lo zucchero nel sangue e mancano di fibre e di altri nutrienti che le loro controparti integrali offrono.
4. Cibo fritto: Qualsiasi cosa fritta sarà ricca di calorie e di grassi malsani.
5. Zucchero supplementare: Succhi di frutta, bibite, biscotti e caramelle sono tutti ad alto contenuto di zucchero raffinato e aggiunto. Questi aumentano la glicemia e possono aumentare l'accumulo di grasso nel fegato.

Un Esempio Piano Di Dieta

Il prossimo capitolo tratterà i piani di pasto e le ricette in modo più approfondito, ma di seguito viene fornito un piano di pasto campione per illustrare come può essere una dieta a base di fegato grasso e la disintossicazione.

Ora Del Pasto	Colazione	Pranzo	Cena	Snack
Menu	• 8 once di caffè con latte scremato o magro • 250 gr di farina d'avena integrale condita con 30 gr di burro di mandorl e e 1 banana media, affettata	• 230 ml di latte magro • 1 mela media • 230 gr di broccoli cotti al vapore, carote, o altro verde a foglia verde • 1 piccola patata al forno • 90 gr di pollo alla griglia • 240 gr di spinaci freschi conditi con olio	• 240 gr di broccoli al vapore, carote, o un altro vegetal e • 240 gr di misto bacche fresche • 230 ml di latte magro • 1 rotolo integral e • 90 gr di salmon e al forno • una piccola insalata di	• 30 gr di humm us con baston cini di verdur e fresch e O • 30 gr di burro di mando rle spalma to su mele fresch e affetta te

		d'oliva e aceto balsamico	fagioli misti	

Ulteriori Rimedi Naturali Suggerimenti per la Malattia del Fegato Grasso

Altri rimedi naturali da considerare non includono la dieta. Questi cambiamenti possono migliorare la vostra salute generale, compresa la funzionalità epatica. Alcuni di questi rimedi includono:

- **Aumentare l'attività fisica.**

  Quando si associa una dieta con l'esercizio fisico, non solo si perde il peso in eccesso e indesiderato, ma è anche possibile gestire la salute generale e la malattia del fegato con questa combinazione. L'obiettivo dovrebbe essere un minimo di 30 minuti di attività da moderata a elevata diversi giorni alla settimana.

- **Ridurre il colesterolo.**

  Se non siete in grado di abbassare il colesterolo attraverso la dieta e l'esercizio fisico da soli, potrebbe essere necessario lavorare con il vostro operatore sanitario per iniziare alcuni farmaci per aiutarvi. È importante abbassare i livelli di trigliceridi e colesterolo. È possibile farlo attraverso la vostra dieta riducendo al minimo o eliminando gli zuccheri aggiunti e i grassi saturi.

- **Tenere il diabete sotto controllo.**

La malattia del fegato grasso spesso accompagna il diabete e viceversa. Cambiare la dieta e i livelli di attività fisica sono metodi di trattamento efficaci per queste due malattie. Se questi due rimedi non abbassano i livelli di zucchero nel sangue a un livello sano, dovresti parlare con il tuo operatore sanitario per stabilizzare la glicemia anche con i farmaci.

Capitolo 8: Piani Nutrizionali e Quali Cibi e Bevande Evitare

Avete deciso che questo è il fine settimana in cui farete una disintossicazione o una pulizia del fegato? Se siete ancora indecisi sull'idea, forse dovreste metterla all'ordine del giorno. Una disintossicazione ha la reputazione di essere un'impresa che sconvolge la vita e che sfida, ma una breve disintossicazione incentrata su cibi sani è più facile e meno dolorosa di quanto si possa immaginare. Il fegato è un organo incredibilmente importante nel vostro corpo, e la vostra pelle è l'unico organo più grande che avete. Una disintossicazione è un modo per aiutarlo a funzionare meglio ogni giorno, dandogli una pausa da alimenti che sono difficili da elaborare, che sono pieni di conservanti e sono tossici per la salute. Il fegato supporta la maggior parte delle funzioni corporee, compresa la digestione, la riproduzione, l'immunità e gli ormoni. Anche la pelle è supportata dalla funzionalità epatica.

Può fare tutto questo lavoro a causa della nutrizione che deriva da ciò che si mangia. Le diete a base di succo sono un metodo di disintossicazione comune utilizzato per aiutare il vostro corpo a rimuovere le tossine, ma sono impegnativi da rispettare. I dietisti e i nutrizionisti sono ora più propensi a suggerire e sostenere una pulizia a base di cibo. Una disintossicazione che si concentra su alimenti che forniscono al fegato le sostanze nutritive "giuste" rende più facile per i partecipanti di attenersi a, soprattutto se sono nuovi alla disintossicazione. È molto più facile e meno di un impegno che fare una tradizionale pulizia del succo. Inoltre, durante una pulizia del succo, i partecipanti spesso lottano con il rallentamento metabolico e i sentimenti di ritiro e privazione.

Fare una disintossicazione a base di cibo; tuttavia, riduce al minimo questi effetti collaterali.

Cibi da Evitare nel Vostro Piano di Disintossicazione Alimentare del Fegato

La grande notizia è che si può mangiare durante la disintossicazione! Si arriva a mangiare un sacco di ottimi cibi e contare le calorie non è davvero al centro del piano. Invece, si sono concentrati su aumentare il "bene", riducendo al minimo o eliminando il" cattivo." Di seguito è riportato un elenco dei pochi tipi di alimenti che è necessario evitare durante la partecipazione alla pulizia:

1. Prodotti a base di soia, ad eccezione di tempeh se in genere si consumano prodotti a base di soia.
2. Mais
3. Carni rosse o altre carni grasse. Se si mangia carne regolarmente bastone a magra, petto di pollo arrosto.
4. Oli di colza e vegetali.
5. Caffè
6. Alcol
7. Condimenti come ketchup e maionese.
8. Alimenti ricchi di sodio o sale aggiunto.
9. Alimenti trasformati o fritti.
10. Prodotti senza glutine come pasta e pane.
11. Tutti i prodotti lattiero-caseari.
12. Alimenti ricchi di zucchero in particolare aggiunto zucchero raffinato. La frutta e il suo zucchero naturale sono ok con moderazione durante la disintossicazione.

Suggerimenti su Come Ottenere il Massimo dal Vostro Piano di Alimentazione per la Disintossicazione del Fegato

Prima di montare le ricette e pianificare il vostro fine settimana di pasti, prendere in considerazione gli otto suggerimenti di seguito prima di iniziare in modo da poter ottenere il massimo dal vostro tempo.

1. Pianifica di bere otto once di acqua con un cuneo di limone fresco la prima cosa al mattino. Questo aiuta a ottenere il vostro corpo idratato e pronto a scovare le tossine stagnanti da notte.

2. Bere metà del proprio peso corporeo in acqua ogni giorno. Considerare l'aggiunta di un cucchiaino di clorofilla o spirulina in polvere per otto once di acqua per aumentare la vostra disintossicazione. Potete aggiungerlo all'acqua fino a tre volte al giorno durante la disintossicazione.

3. Scegliete cibi biologici ogni volta che potete per aiutare a eliminare gli ormoni e le tossine aggiunti.

4. Cospargere i semi di lino o di chia sui cibi. Questi contengono una ricca dose di fibre, che aiuta il colon a rimuovere i rifiuti tossici dal fegato. È inoltre possibile creare un tè di lino macerando 1 cucchiaio di lino in 240 ml di acqua calda, quindi sforzando il liquido per rimuovere i semi prima di bere.

5. Fate scorta di alimenti sani per il fegato come coriandolo, prezzemolo, crescione, spinaci, cetrioli, cetrioli, ravanelli, broccoli, asparagi, lime, limone e mele. Questi possono essere facilmente mangiati in movimento o aggiunti ad altri alimenti per sapore e benefici aggiuntivi.

6. Pianificate di fare un frullato verde o un succo di frutta ogni giorno. Lo stato liquido aiuta il corpo a digerire i nutrienti e consente anche al fegato di assorbire ciò di cui ha bisogno per una salute ottimale. Considerare l'aggiunta di una tazza di spinaci o verdure a foglia verde per una manciata di altri frutti e verdure per un pranzo alternativa o uno "spuntino" del pomeriggio .

7. Due ore prima di andare a dormire, dovreste smettere di mangiare. Il vostro fegato lavora tutta la notte per rimuovere le tossine dal vostro corpo mentre dormite, quindi non dategli un sovraccarico subito prima che inizi il suo lavoro più duro.

8. Concedetevi tutto il resto di cui avete bisogno. Il sonno aiuta il vostro corpo a resettare e ripristinare, quindi assicuratevi di dargli il tempo mentre vi disintossicate. Quando ci si concentra sul riposo, il corpo può promuovere la funzione ideale di tutti gli organi, compreso il fegato, e sostenere la digestione.

Menu del Piano Alimentare e Esempio di Piano Alimentare per Disintossicazione

Venerdì Sera

Iniziate andando al supermercato e acquistando gli alimenti freschi necessari per questo fine settimana. Mangiare un ripieno, una cena sana con un sacco di verdure e circa tre once di una proteina magra, preferibilmente pesce come salmone o tonno. Prima di andare a letto, preparate un budino di semi di chia con una manciata di frutta fresca per un facile pasto mattutino di domani. Mentre vi sistemate a letto, bevete 240 ml di acqua filtrata con una fetta di limone fresco o una tazza di tè alla curcuma. Assicuratevi di andare a letto abbastanza presto per poter avere otto ore di buon sonno.

Sabato Mattina Presto

Per prima cosa, quando vi svegliate, bevete 240 ml di acqua filtrata con una fetta di limone fresco o una tazza di tè verde non zuccherato. Mangiate il vostro budino di semi di chia, e aggiungete semi o noci alla parte superiore, se preferite. Noci, pistacchi, semi di girasole o semi di zucca sono tutte buone opzioni. Queste noci o semi contribuiranno ad aggiungere fibre al pasto e vi aiuteranno anche a rimanere più pieni più a lungo.

Sabato In Tarda Mattinata

Se cominciate ad avere fame ma è troppo presto per il pranzo, preparate un frullato verde o un succo verde fresco. Assicuratevi di includere un verde a foglia con frutta e verdura senza aggiunta di dolcificante. Le banane e il latte di cocco non zuccherato sono ottime opzioni per aggiungere un po' di dolcezza in modo naturale.

Sabato Pomeriggio

Per il pranzo, cucinare le tagliatelle di fuco e guarnire con verdure a fette in un arcobaleno di colori. Considerate le carote arancioni e viola, le barbabietole, i peperoni, ecc. Se avete bisogno di proteine e di altri alimenti di riempimento, arrostite il tempeh da aggiungere nella parte superiore dell'insalata. A lato, affettare una mela biologica con un pizzico di burro di mandorle non zuccherato per intingere.

Sabato In Tardo Pomeriggio

Se dopo pranzo cominciate ad avere fame, ma è troppo presto per la cena, prendete una manciata di bastoncini di carota o un'altra verdura fresca. Una piccola manciata di noci, anacardi o mandorle sono un altro buon spuntino pomeridiano. Sorseggiate acqua al limone per tutto il giorno, soprattutto se avete fame ma avete appena mangiato qualcosa. Il vostro corpo è molto probabilmente assetato, non affamato se questo è ciò che si sente dopo un pasto o uno spuntino.

Sabato Sera

Preparare un pasto sano e ricco di verdure e semi. Considerate la possibilità di aggiungere verdure fresche a una grossa foglia di lattuga da burro spalmata con burro di mandorle non zuccherato e cosparsa di semi di girasole. Godetevi un bicchiere di kombucha biologico o fatto in casa. Prima di andare a letto, mettete un impacco di olio di ricino sul fegato e poi concedetevi un bagno caldo al sale di Epsom. Andate a letto al momento giusto per assicurarvi di dormire per otto ore.

Domenica Mattina Presto

Versare una ciotola di muesli senza glutine e senza cereali mescolato con latte di mandorla o di cocco non zuccherato. Aggiungete frutta fresca e semi, se preferite. Sorseggiate una tazza di tè verde o mescolate mirtilli freschi, una fetta di limone e fette di cetriolo in otto o dieci once di acqua filtrata da bere.

Domenica Pomeriggio

Tagliare a spirale una zucchina per fare uno "zoodles" e condirla con un pesto fresco fatto con erbe aromatiche, olio d'oliva, noci tritate e aglio. Servire con una ciotola di zuppa di avocado fresco.

Domenica Tardo Pomeriggio

Per uno spuntino, gustate una mela o un ravanello a fette o preparate un hummus fatto in casa con fagioli sani al fegato e servitelo con verdure a fette. Riempite il vostro pomeriggio con attività leggere come la meditazione o lo yoga o una breve e piacevole passeggiata. Assicuratevi di bere molta acqua filtrata aromatizzata al limone o al cetriolo.

Domenica Sera

Ricoprire una grande insalata verde a foglia con 60 gr di tempeh, pollo arrosto o fagioli e un condimento a base di aceto balsamico e olio d'oliva. Nel frullatore, aggiungere 230 gr di spinaci con mirtilli, ananas e una banana per fare un gustoso frullato verde da bere. Prima di andare a letto, mettete un altro impacco di olio di ricino sul fegato e fate un altro bagno di sale Epsom, se volete. Assicuratevi di andare a letto ad un orario decente in modo da poter avere di nuovo le vostre otto ore di sonno.

Lunedì Mattina nella Notte

Continuate una colazione disintossicante modificata in modo da non sconvolgere il vostro corpo con cibi vecchi e malsani. Gustate invece ½ avocado tagliato a fette su uova strapazzate o un altro budino di semi di chia con noci, semi e frutta fresca. Bere 240 ml di acqua con una fetta di limone o una tazza di tè verde prima di un caffè. Cercate di continuare a mangiare molta frutta e verdura durante il giorno e non bevete alcolici stasera.

Una Disintossicazione Del Fegato Di 24 Ore

Se non siete interessati o non siete in grado di fare un fine settimana di disintossicazione, prendete in considerazione la possibilità di fare una pulizia 24 ore su 24. La settimana che precede il giorno della vostra pulizia, assicuratevi di mangiare molti dei seguenti alimenti:

- Sedano
- Barbabietola
- Asparago
- Agrume
- Cavoletti di Bruxelles
- Broccolo
- Cavolfiori
- Lattughe
- Cavolo
- Kale

Evitate anche l'alcool e gli alimenti trasformati che portano al giorno della vostra pulizia. Il giorno della vostra pulizia, fare 2 l del liquido seguente da bere per tutto il giorno. Inoltre, assicuratevi di bere almeno 2 l di acqua.

Bevanda Disintossicante Di 24 Ore

Ingredienti:

- Succo di mirtillo
- Noce Moscata
- Radice di zenzero
- Cannella
- Succo d'arancia fresco da 3 arance
- 3 limoni

Procedimento:

1. In un grande contenitore, mescolare tre parti di acqua in una parte di succo di mirtillo.
2. In una pentola grande, in una grande casseruola, 2 gr di radice di zenzero grattugiato, 2 gr di noce moscata e 4 gr di cannella in 950 ml di acqua. Fate sobbollire per 20 minuti.
3. Lasciare raffreddare il liquido cannella, zenzero e noce moscata a temperatura ambiente.
4. Spremete le arance e i limoni nel liquido e mescolate per combinarli.
5. Unire il liquido infuso con il succo di mirtillo e mescolare bene.

Ricette di Zuppa Detox Facile

Zuppa Di Broccoli
Ingredienti:

- Olio di cocco, 5 gr
- Cimette di Broccoli, 930 gr
- Gambi di sedano, tritati, 2
- Pastinaca, sbucciata e tritata, 1
- Spicchi d'aglio, tritati, 2
- Carota, sbucciata e tritata, 1
- Cipolla, tritata, 1
- Brodo vegetale a basso contenuto di sodio, 480 ml
- Spinaci, 480 gr
- Limone, spremuto, ½
- Semi di Chia, 10 gr
- Sale marino, 2gr
- Noci e semi misti, tostati, se preferite.

Procedimento:

1. In una grande pentola, riscaldare l'olio a fuoco basso. Unire i broccoli, il sedano, la pastinaca, le carote, l'aglio e la cipolla e cuocere per cinque minuti. Mescolare spesso.
2. Versare il brodo e far bollire. Coprire con un coperchio e abbassare a fuoco lento. Fate sobbollire per 7 minuti o fino a quando le verdure sono cotte, ma non troppo morbido.
3. Mescolare gli spinaci e versare il composto in un frullatore. Aggiungere i semi di limone e chia. Frullare fino a ottenere una crema.
4. Aggiungere il sale come preferito e servire con caldo, noci tostate e semi, se lo si desidera.

Zuppa Di Barbabietole

Ingredienti:

- Barbabietole, medie, a cubetti, 3
- Olio di cocco, 5 gr
- Carote, tagliate a dadini, 2
- Porro, piccolo, a dadini, 1
- Spicchi d'aglio, tritati, 1
- Cipolla, tagliata a dadini, 1
- Brodo vegetale, caldo, 240 ml
- Sale marino, 2gr
- Chia, zucca e semi di girasole, se preferite.

Procedimento:

1. In una grande pentola, posizionare le barbabietole all'interno e coprire con acqua. Portare a ebollizione e quindi abbassare il fuoco. Cuocere a fuoco lento scoperto per 30 minuti o fino a quando le barbabietole sono tenere.

2. Scolare le barbabietole dall'acqua e lasciarle raffreddare.

3. In una grande pentola, riscaldare l'olio a fuoco basso. Unire la carota, il porro, l'aglio e le cipolle e cuocere per sette minuti. Mettere le verdure su un piatto per raffreddare.

4. Nel frullatore, unire le barbabietole, le verdure e il brodo caldo. Frullare fino a ottenere una crema.

5. Aggiungere il sale come preferito e servire con caldo, noci tostate e semi, se lo si desidera.

Conclusione

Grazie per essere arrivati fino alla fine della *Dieta del Fegato Grasso - Guida su come porre fine alla malattia del fegato grasso*, speriamo che sia stata informativa e in grado di fornirvi tutti gli strumenti necessari per raggiungere i vostri obiettivi, qualunque essi siano.

Il prossimo passo nella prevenzione o nella guarigione della malattia del fegato grasso è quello di rompere il calendario e decidere quando iniziare la dieta sana per il fegato. Se non siete sicuri di come farete a fare una dieta che vi cambierà la vita, iniziate con la disintossicazione 24 ore su 24. Prendete alcuni degli ingredienti e scegliete un giorno per concentrarvi sul vostro fegato. Se vi sentite pronti per una sfida più impegnativa, bloccate un fine settimana per la dieta di 2 giorni e mezzo. Qualunque cosa decidiate, assicuratevi solo di decidere di concentrarvi sul miglioramento della vostra funzionalità epatica e sulla guarigione delle malattie del fegato grasso.

Dopo aver capito quando farete la disintossicazione, continuate a concentrarvi sulla salute del vostro fegato. Continuate a migliorare la vostra salute nutrendo il vostro corpo con pasti sani. Esaminate gli alimenti per il fegato elencati in questo libro e riempite il vostro frigorifero e la vostra dispensa con cose che potete integrare e prendere quando ne avete bisogno. Rendete più facile per voi stessi avere sempre questi alimenti a portata di mano e alcune ricette su cui potete contare quando siete in difficoltà. Provate le ricette dell'ultimo capitolo, ma fatene qualcuna in base alle vostre preferenze alimentari.

Il piano di dieta nell'ultimo capitolo è stato progettato per darvi opzioni facili e veloci per aiutarvi a curare le malattie del fegato grasso e sostenere il vostro fegato sano. Le disintossicazioni del fegato qui sono focalizzate sul fornire il vostro corpo con le sostanze nutritive di cui ha bisogno così come sostenere la salute del fegato. Come avete imparato, questo non è un libro su come perdere peso mentre si fa una malsana (e inefficiente) disintossicazione del fegato. Si tratta di sostenere la salute e il fegato curando le malattie del fegato grasso. Se si lotta con la malattia del fegato grasso o un altro problema al fegato, è importante che si fanno le modifiche suggerite per la vostra dieta, non solo quando si sta completando una disintossicazione del fegato, ma il più spesso possibile. Seguite la vostra dieta a base di fegato grasso e godetevi i benefici di un più sano, più felice voi.